등면역

내 몸의 주인이 되는 면역 길잡이
등면역

초판 1쇄 발행 2019년 6월 3일
초판 7쇄 발행 2023년 1월 5일

지은이 서재걸
펴낸이 김능구
펴낸곳 도서출판 블루페가수스

책임편집 이림영옥
디자인 데시그 이승은 이하나
본문 그림 임영희
마케팅 김자경
경영지원 정성훈

출판등록 2017년 11월 23일(제2017-000140호)
주소 07327 서울시 영등포구 여의나루로71 동화빌딩 1607호
전화 02)780-4392 **주문팩스** 02)780-4395
이메일 ceo6107@gmail.com

ⓒ 2019 서재걸

ISBN 979-11-89830-04-5 03510

이 책은 저작권법에 따라 보호를 받는 저작물이므로 무단전재와 무단복제를 금합니다.
이 책 내용의 전부 또는 일부를 이용하려면 반드시 저작권자와 블루페가수스의 서면 동의를 받아야 합니다.
이 도서의 국립중앙도서관 출판예정도서목록(CIP)은 서지정보유통지원시스템 홈페이지(http://seoji.nl.go.kr)와
국가자료공동목록시스템(http://www.nl.go.kr/kolisnet)에서 이용하실 수 있습니다.
(CIP제어번호: 2019020586)

* 책값은 뒤표지에 있습니다.
* 잘못된 책이나 파손된 책은 구입하신 서점에서 바꾸어드립니다.

내 몸의 주인이 되는 면역 길잡이

등면역

굽은 등,
뭉친 등,
건강한 등

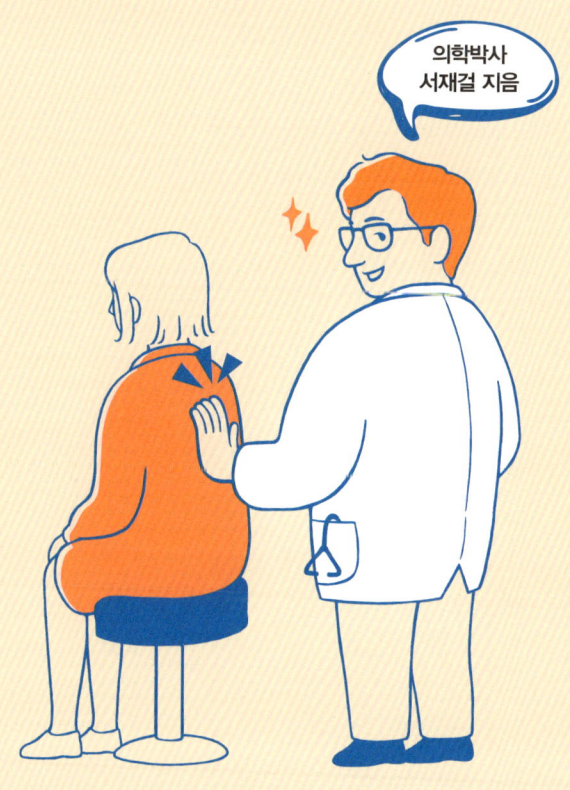

의학박사
서재걸 지음

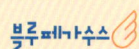
블루페가수스

등면역 입문 사전

ㄱ

관계면역
등면역은 신경을 써서 생기는 신경면역으로 스트레스와 연관이 깊다. **대부분 스트레스는 타자와의 관계에서 온다.** 그래서 등면역을 관계면역이라고도 부른다. **열린 마음으로 좋은 관계를 맺으면 등면역이 좋아진다.**

꿀무릎 등짝
바르게 앉는 의자왕의 기본자세다. 천추를 의자 끝까지 밀고 무릎을 꿀 먹은 듯 붙이며 등을 쫙 펴는 자세다. **하루 15분씩 매일매일** 하면서 그날의 스트레스는 그날 풀어준다. 등풀이를 하는 기본자세 운동이다.

긴뇌
등에 있는 척수신경은 장기에게 어떤 신호를 보낼지 판단하고 전달한다. **등은 면역활동의 중요한 판단을 하는 곳**이기에 길게 생긴 뇌라고 새롭게 정의했다. 긴뇌는 정보의 90퍼센트를 자율적으로 처리하며, 등에 있는 척수신경의 판단으로 대부분의 일상생활을 한다.

ㄴ

뇌등장
뇌와 장은 등에 있는 척수신경으로 연결되어 있다. 뇌가 장기들을 바로 움직이는 것 같지만 사실 등의 척수신경을 통해 장을 비롯한 여러 장기에 신호를 보내 움직인다.

ㄷ

둥근뇌
우리가 일반적으로 생각하는 머리로, 두개골에 둘러싸인 뇌다. 대뇌인 전두엽과 감정뇌인 변연계가 있다. 우리가 받아들이는 **정보의 10퍼센트만 이 뇌까지 올라간다.** 머리에 있는 뇌만 뇌가 아니라는 인식의 전환으로 머리를 새롭게 정의했다.

등다이어트
다이어트도 등부터 해야 한다. 다이어트는 몸의 순환을 원활하게 하는 것이다. 몸의 상습 정체 구역은 등이다. 노폐물이나 염증 제거가 제대로 되지 않아 계속 붓거나 살이 찌는 비만은 등부터 다이어트를 해야 살이 빠진다.

등끈
등에는 몸속 장기를 연결하는 끈이 있다. 척수신경이 세포와 근육에게 보내는 신경이 등끈이다. 등끈이 끊어지면 신경의 연결신호가 끊어져 장기가 제대로 움직일 수 없다. 등 근육을 풀면 신경이 연결되어 등끈이 생긴다.

등면역
등에 면역이 있다는 뜻이다. 등은 스트레스가 들어오는 곳이고, 일상생활의 판단을 자율적으로 하는 곳이다. 그래서 등을 펴고 등 근육을 유연하게 하면 면역이 좋아진다. 신경면역의 다른 말이다.

등낯가림
신경면역에서 등이 중요한 것을 알지만 호감을 느끼는 데는 시간이 걸린다. 낯가림의 시간을 받아들이고 낯설더라도 천천히 등을 탐색하고 익숙하게 받아들이면 등면역의 효과를 확실하게 체감할 수 있다.

등면역 핵인싸
등에 면역이 있다는 원리를 이해하고 등풀이를 매일 실천하는 사람을 뜻한다. 아주 커다랗다는 뜻의 '핵'과 잘 어울려 지내는 사람을 뜻하는 '인사이더 insider'의 합성어인 핵인싸를 패러디한 말이다.

등미인
등을 바르게 편 여성은 아름다울 수밖에 없다. 등을 펴 자율신경의 균형을 이루면 면역작용이 원활해 생기가 돈다. 등미인은 건강미인이다.

등발
약을 먹어서 좋아지는 약발을 비유해 쓰는 말이다. 등을 곧게 펴는 바른 자세는 보기 좋고 사람을 기분 좋게 한다. 등을 펴고 등 근육을 유연하게 만들면 저절로 빛난다.

등성(城)
등은 성처럼 면역의 보루다. 등을 지키면 스트레스와 부정적 감정을 반사하며 우리 몸의 면역 균형을 지켜낼 수 있다.

등심(心)
등에 마음이 있다. 등의 척수신경이 내리는 명령을 통해 살아간다. 우리는 대부분 **등의 척수신경에 새겨진 습관에 의해 뇌와 상관없이 자율적으로 행동**한다. 즉 등에 일상을 살아가는 우리의 마음이 있다.

등싱잉
리듬에 따라 노래를 부르며 호흡하는 횡격막 운동이다. 애창곡 한 곡을 잘 부르면 등이 펴진다.

등웃
웃으면서 횡격막을 펴는 운동이다.

등짝
등면역을 몰라서 등을 구부리고 등 근육을 뭉치게 하며 **등을 무시하는 태도**다.

등짝
등을 바르게 펴는 것이 면역의 기본이라는 등면역의 원리를 깨치고 난 후 등을 의식적으로 펴며 등을 소중하게 대하는 태도다.

등추
이 병일까, 저 병일까? 나는 몇 기일

까? 왔다 갔다 하며 병을 저울질하는 병 저울질 시대에 등은 숨어 있는 병의 정도를 가늠하는 추와 같다.

등콕
열등감과 불안감 등 스트레스로 인한 감정은 등에 콕 박힌다.

등타임
등을 펴고 마사지를 해 등 근육을 유연하고 탄력 있게 만들어주는 시간이다.

등트레스
스트레스는 등으로 받는다는 뜻이다. 척수신경은 신경이기 때문에 그때의 느낌에 따라 감정을 해석해서 신호를 보낸다. 지나치게 신경을 쓰고 스트레스를 받으면 등에 있는 척수신경이 장기에게 엉뚱한 신호를 보낸다.

등팩
등 근육에 자극을 주기 위해 물티슈, 아로마 오일, 바둑알 등을 활용해 마시지하는 운동이다.

등풀이
등을 쫙 펴고 등 근육을 마시지하며 등을 푸는 모든 움직임을 말한다.

등허리신경
자율신경의 관제탑인 척수신경 중 하나로 긴장하고 일할 때 나오는 교감신경을 새롭게 부르는 말이다. 교감신경은 에너지를 모아서 배분하는 기능을 하는데, 등과 허리 쪽에 모여서 꼿꼿하게 세우고 일할 준비를 하기에 등허리신경이다.

목꼬리신경
자율신경의 관제탑인 척수신경 중 하나로 세상 편하게 몸이 이완되어 있을 때 나오는 부교감신경을 새롭게 부르는 말이다. 부교감신경은 에너지를 축적하는 일을 하는데, 모두 목(엄밀히 말해 뒤통수와 목 연결지점이지만 편의상 목이라 하겠다)과 꼬리 쪽에 느슨하게 늘어져서 쉬기에 목꼬리신경이다.

스를 받을 때 등이 굽고 등 근육도 굳는다. 뒤에서 몸의 골격을 잡고 척수신경을 만들었기에 뒷면역이라고도 부른다.

ㅅ

속면역

음식이 입에서부터 항문까지 통과해 소화·흡수·배설되는 면역작용이다. 장 점막과 유산균이 영양분의 흡수를 결정하는 가장 핵심적인 부분이라 장면역이라고도 한다. 또한 태아 때 탯줄과 입을 통해 앞으로 영양분을 섭취하기 때문에 앞면역이라고도 부른다.

신경면역

등면역은 신경을 써서 면역계에 영향을 미치는 신경면역이다. 스트레스가 목뼈에서 꼬리뼈까지 숨겨진 척수신경에 전해져 생기는 면역작용이다. **지나치게 신경 쓰고 스트레**

ㅇ

웁스~호흡

횡격막을 움직이는 호흡으로 등풀이에 좋은 호흡이다. 등면역의 S라인이라 불리는 **횡격막을 움직여 온 몸의 근육을 움직이는 호흡**을 할 때 웁~! 스~! 소리를 내면 바르게 호흡할 수 있다.

일단등

스트레스를 받거나 **몸이 안 좋을 때 묻지도 따지지도 말고 일단 등을 먼저 펴고** 등 근육이 뭉치지 않게 풀어주라는 등 푸는 선생의 처방이다. 일단 등을 푸는 것은 많은 병을 차단하는 안전한 면역의 지름길이다.

의자왕

앉아 있는 시간이 긴 현대인들이 등면역을 지킬 수 있는 기본자세다. **등을 펴고 무릎을 붙여 의자에 앉는 당당한 자세**를 말한다.

장품등

등은 모든 장기를 품고 있는 소중한 후면이자 몸의 기둥이다. 뒤에서 안을 때 포근함을 느끼는 이유다.

ㅈ

장뇌

장 점막과 유산균은 어떤 것을 흡수하고 배설할지를 판단한다. 장은 속면역의 중요한 판단을 하므로 단순히 장이 아니기에 장뇌라고 새롭게 정의했다. 면역의 70퍼센트 정도를 장뇌가 좌우한다.

장면역

장에 면역이 있다는 말이다. 좋은 음식을 먹고 몸에 좋은 유익균인 유산균을 먹는 것으로 건강의 많은 부분이 좋아진다. 속면역의 다른 말이다.

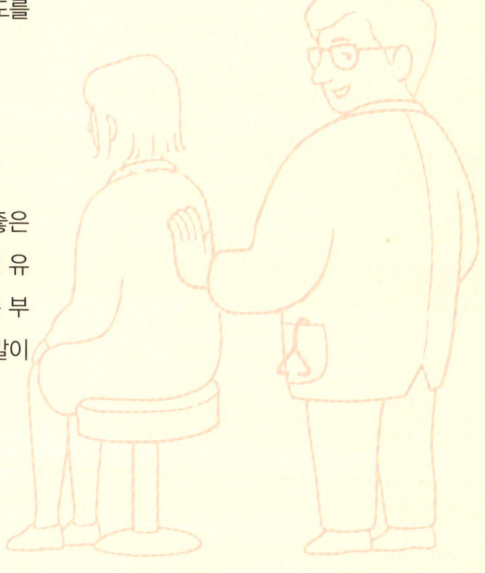

시작하며

소소하지만
확실한 등면역

많은 사람들이 '소확행小確幸'을 말하고 꿈꾼다. 소소하지만 확실한 행복. 불안하고 불확실한 시대를 사는 우리들이 소확행을 찾는 것은 지혜로운 선택인지도 모르겠다.

사실 소확행이라는 단어는 무라카미 하루키가 《랑겔한스섬의 오후 ランゲルハンス島の午後》라는 수필집에서 처음 쓴 말이다. 이 책이 1986년에 출판되었으니 소확행은 이미 30년도 전에 한 소설가가 발견한 삶의 혜안이다. 그렇다. 행복은 일시적 고양감으로, 원래 작은 데서 오는 법이다. 이는 트렌드가 아니라 행복의 고유한 속성이다.

면역에도 소확행이 필요하다

'소확행'은 건강에 적용하면 더 절묘하다. 행복이 작은 데서 오듯 건강도 작은 습관에서 시작된다. '소확건小確健'. 소소하지만 확실한 건강. 내가 자연치료의학을 하면서 가장 중요하게 생각하는 철학이기도 하다. 기본에 충실한 작은 실천으로 건강이 만들어진다. 골골거리며 백세를 산다는 건 두려운 일이다.

건강검진 결과가 좋다고 해서 건강한 사람이 되는 것이 아니라 내가 일상에서 건강하다고 느껴야 건강한 것이다. 그래야 활기차게 살 수 있다. 하루하루를 건강하게 사는 것이 오래 사는 것보다 중요하다. 우리는 단지 하루하루를 살아갈 뿐이지만, 그 하루가 모여 삶이 된다. 작은 실천이 쌓여 건강한 몸이 되는 것처럼.

소확건의 흐름 때문인지 환자들도 바뀌고 있다. 위중한 환자가 아니라 수중한 환자가 많아지고 있다. 예전에는 암이나 파킨슨병, 치매 등 위중한 병만을 병으로 취급했다. 그러나 지금은 내가 불편하다고 느끼면 병이다. 불편함은 몸과 마음의 통증으로 나타난다. 통증 같은 개인적인 불편함을 해결하기 위해 병원을 찾는 사람들이 눈에 띄게 늘어나고 있다. 일상적 건강을 소중히 생각하며 소확건을 실천하려는 환자들이 그만큼 많아지고 있다는 의미다.

치료 또한 작은 불편함을 해결해주는 방향으로 바뀌고 있다. 통증이 있거나 불편한 곳을 적극적으로 치료하고 교정하려 한다. 그래서 질병이 생기기 전에 먼저 증상의 원인을 찾아 개선하려 노력한다. 그만큼 자기 몸을 아끼고 건강을 위해 노력한다는 증거다. 스스로 자기 몸의 주인이 되어 치료하는 매우 중요한 인식 전환이라 반갑다.

등을 풀어야 스트레스가 풀린다

'해독주스'도 소확건의 행보 중 하나다. 삶은 야채 주스 한 잔으로 독소를 배출하도록 돕는 소소하지만 확실한 건강법이다. 그동안 사람들은 나를 유산균 박사라 불렀다. 장내 유산균이 얼마나 중요한지 설명하며 장면역을 알리는 데 힘써왔기 때문일 것이다. 이제 나는 등 푸는 선생이 되려 한다. 20년 넘게 균을 이야기했으니 이제는 등의 중요성을 이야기할 때가 왔음을 절감했다. 등을 펴야 균등한 몸과 건강을 만들 수 있기 때문이다.

원인 모를 통증으로 여러 병원을 전전하다 나를 찾아오는 환자들이 무척 많다. 그들은 이유도 없이 아픈 사람들로, 대부분 자가면역질환을 앓고 있다. 자가면역질환은 내 몸에 침입하거나 내 몸에서 발생한 나쁜 인자를 공격해야 할 면역세포들이 과민반응을 일으켜 내 편을 공격하는 것이다. 한마디로 자기 세포를 적으로 오인해 공격하는 병을 일컫는다. 몸 이곳저곳에서 문제를 발생시켜 루푸스, 류머티즘 관절염, 크론병, 다발성 경화증 등의 질환을 일으킨다. 그 원인이 명확하지 않기에 치료가 쉽지 않아 '현대인의 질병'으로 불리기도 하는 시대의 병이다.

    자가면역질환은 대부분 스트레스에서 온다. 우리를 둘러싼 환경을 보자. 온통 신경 써야 할 일들로 가득하고 스트레스는 그야말로 흘러넘친다. 출퇴근 지하철을 타면 짜증스럽고, 직장 상사에게 질책을 당하면 풀이 죽는다. 마음이 맞지 않는 동료와 회식까지 해야 한다면 마음이 피폐해진다.

    스트레스로 인한 질병이 급속도로 많아지고 있다. 실제로 의사가 진료하는 질병 중 70퍼센트가 스트레스와 관련된 요인들을 갖고 있는 것으로 알려져 있다. 많은 스트레스성 환자들을 치료하면서 장면역과 더불어 면역의 큰 축을 이루는 등을 풀어야 함을 알게 됐다. 장과 등을 모두 풀어야 스트레스를 차단할 수 있고 면역이 완성된다.

등에 면역이 있다

스트레스는 보이지 않는 정신적인 문제로 치부하지만 그렇지 않다. 스트레스는 몸에 구체적으로 드러난다. 등을 보면 그 사람의 스트레스 정도를 바로 가늠할 수 있다. 왜냐하면 스트레스는 등으로 받기 때문이다. 등을 펴면 자신감이 생겨 당당해지고, 소화가 안 되는 사람의 등을 만져주면 소화가 되는 현상은 우연이 아니다. 등에 있는 척수신경이 스트레스를 좌우하기 때문이다.

등에 면역의 핵심이 있다. 등은 몸의 중심추이자 면역의 열쇠다. 무엇보다 등은 면역에서 중요하다고 생각하는 뇌와 장에 비해 바로 볼 수 있고 감각할 수 있기에 더 유용하다. 우리는 이제 각종 스트레스의 입구인 등을 봐야 한다.

소확건은 볼 수 없는 것이 아니라 볼 수 있는 것에 집중할 때 가능해진다. 할 수 없는 것에 좌절하지 말고, 지금 내가 할 수 있는 것을 하며 자기 몸의 주인이 되어야 한다. 스트레스의 통로인 등을 펴고 등 근육을 풀자. 등의 탄력과 유연성을 키우는 것이 면역력을 기르는 가장 쉬운 길이다. 이제 장면역을 넘어 등면역으로 면역을 완성하자.

쉽고 명쾌한 등면역 가이드북

환자들은 오늘도 심각하게 묻는다. "저 나을 수 있을까요?", "제가 무슨 병에 걸린 건가요?" 병은 사형선고가 아니라 내 몸을 돌보라는 신호다.

의학의 발전은 4차 산업혁명으로 엄청난 빅데이터를 축적한 AI 의사가 진료하는 데까지 이르렀다. 누구나 100세를 살 수 있을 정도로 현대의학은 눈부시게 발전했지만, 아이러니하게도 원인 불명의 난치병은 늘어간다. 병원 진료과목도 세분화되고 검진은 정교해졌지만 병은 더 늘어나고 있다. 과학과 의학의 발전이 모든 국민의 건강을 더 좋아지게 하는 것은 아니다. 오히려 의학의 발전이 질병을 만들기도 한다. 의학은 발달했으나 진정한 건강은 퇴보하고 있는 셈이다.

이런 상황에서는 건강의 기본인 면역이 그 답이 될 수 있다. 면역은 자연치료의학을 관통하는 핵심이다. 면역은 훌륭한 방패막이다. 질병을 막아주기도 하지만 이미 발병한 사람도 건강을 회복하려면 면역력을 키워야 한다. 진정한 의사는 내 몸 안에 있다. 결국 건강을 지키는 법은 현대의학보다 내 몸 안의 의사에게서 찾아야 한다.

자연치유력은 스스로 치유될 수 있다는 힘을 믿는 데서 생긴다. 한 연구에서 비만 유전자를 가진 비만한 사람에게 "당신은 비만 유전자가 없다는 검사 결과가 나왔습니다."라고 말하는 순간 그 사람의 소화효소가 엄청나게 나오는 걸 발견했다고 한다. 결국 자기 병에 대해 정확히 알고 치유할 수 있다는 자신감 덕분에 병을 이겨낼 수 있었던 것이다. 병을 제대로 인지하고 스스로 치유할 수 있다는 자신감을 등면역을 통해 얻을 수 있다. 면역의 세계는 단순하고 강하다. 내가 오래도록 면역에 집중하며 자연치료의학을 탐구하는 이유기도 하다.

바쁜 일상에서 면역을 챙기려면 그 실천법이 쉽고 단순해야 한다. 이 책의 핵심은 일단 등에 집중하라는 것이다. 면역을 지키려면 등부터 풀어주어야 한다. 누구에게나 실질적인 도움이 되도록 5W1H의 방법으로 등면역을 소개하려 한다. 왜 등면역지WHY, 등 구석구석을 살펴WHERE 면역의 비밀을 밝히고, 등면역의 목적WHAT은 무엇인지 알아본다. 또 등면역의 골든타임은 언제인지WHEN, 등면역이 특히 어떤 사람에게WHO 더 즉각적인 효과를 주는지, 일상에서 쉽게 할 수 있는 등풀이 운동법과 치료법의 노하우HOW를 소개할 것이다.

이 책은 온 국민이 면역을 지킬 수 있도록 돕는 등면역 가이드북이다. 쉽고 간단하게 내 몸을 진단하고, 진단한 대로 치료하면 반드시 효과를 볼 수 있다. 올바른 생활습관을 실천할 의지만 있다면 그 소소한 실천이 건강한 삶을 만들어줄 것이라 확신한다. 스스로 등면역의 비밀을 알고 치료법을 터득해 확실한 건강법을 찾기를 바란다. 더불어 더욱 건강한 삶을 살기를 바란다. 자, 그 비밀을 알고 싶다면 먼저 등을 펴고 등을 풀자.

차례

등면역 입문 사전   4

시작하며 **소소하지만 확실한 등면역**   10

1 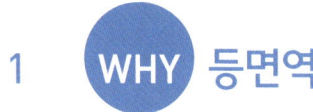 등면역

왜 등일까?   25
등을 다시 봐야 하는 이유 | 면역은 자연치료의학의 처음과 끝 | 자연치료의학에서 찾은 면역 중심 | 면역의 두 기둥은 장과 등이다 | 장면역과 등면역을 지켜라

왜 면역일까?   40
면역이 뭐길래 | 면역은 내 몸의 자연을 회복하는 것 | 면역은 몸의 이력서다 | 면역은 집밥이다 | 면역은 타고날까 | 면역은 끝없는 현재활동 | 장면역의 원리 | 유산균이 중요한 이유 | 내 몸의 주인이 되려면 면역부터 챙겨라 | 등 푸는 선생의 면역 완성

2 WHERE 등 구석구석

등에 면역이 있다   61
등심 – 등에 마음이 있다 | 뇌등장 – 뇌와 모든 장기는 등을 통해 연결된다 | 등트레스 – 스트레스는 등으로 온다 | 등끈 – 등과 장을 연결하는 소통의 핵심 | 등성 – 성처럼 우리를 보호하고 지켜주는 등 | 척추 투 만곡 – 등을

펴야 척추 만곡이 살아난다 | 등자루 – 등 근육이 등과 척추를 보호한다 | 등면역 S라인

자율신경의 균형을 잡아라 82

먹고 쉬면서 가끔 일하라 | 교감신경은 등허리에 꼿꼿, 부교감신경은 목꼬리에 느슨 | 에너지를 제대로 써라 | 등은 멀티탭이다 | 목꼬리신경과 등허리신경의 균형을 잡는 법

등 근육이 유연하면 신경이 안전하다 95

근육이 굳으면 나도 모르게 신경 쓰는 것 | 등 근육은 부드럽고 강해야 한다

건강습관은 긴뇌에 저장된다 100

등은 긴뇌다 | 장은 장뇌다 | 세 가지 뇌 – 둥근뇌, 긴뇌, 장뇌 | 우리의 습관은 긴뇌에 저장된다 | 일상생활에서는 가급적 긴뇌를 써라 | 등이 뇌보다 중요한 이유 | 생존하는 뇌 VS 성공하는 뇌

등을 풀면 등트레스가 차단된다 114

스트레스는 등으로 받는다 | 스트레스를 받으면 등이 굳는다 | 스트레스는 변화 대응력 | 너무나 주관적인 스트레스 | 스트레스는 관계에서 온다 | 위암도 스트레스로부터

열린 관계를 맺으면 등이 펴진다 125

스트레스를 뒤집어 유익하게 활용하는 법 | 상처를 치유할 것인가, 덧나게 할 것인가 | 열등감은 등에 콕 박힌다 | 배려와 공감은 등에 어떤 영향을 미치나 | 등을 만져주는 특별한 관계 | 세대를 넘어 관계 맺기

술은 등면역을 방해한다 138

술은 결국 물이 된다 | 술은 긴뇌와 둥근뇌까지 흔든다 | 중년 여성이 술을 조심해야 하는 이유 | 당분은 스트레스당 | 중독이 스트레스를 만든다

3　WHAT 등면역의 목적

등면역의 목적은 안전한 면역이다　　　　　151
안전한 면역이란 | 몸을 지키는 가장 쉬운 방법 | 항생제와 스테로이드보다 등면역이 우선 | 안전한 면역은 5149 | 안전한 면역은 유연한 판단력

4　WHO 등면역 핵인싸

자가면역질환　　　　　161
아플까 봐 미리 아픈 사람들 | 등을 풀면 면역체계가 치료된다

급성통증&만성통증　　　　　166
온갖 통증으로 아픈 사람들 | 수술하기 전에 등부터 돌봐라

오십견　　　　　171
중년의 어깨 통증으로 고생하는 사람들 | 등 근육을 써야 팔이 올라간다

입 냄새&구강건조　　　　　175
원인 모를 입 냄새로 힘들어하는 사람들 | 스트레스와 입 냄새의 상관관계

골다공증　　　　　178
뼈가 잘 부러지는 사람들 | 유연한 등 근육, 뼈도 튼튼하게 한다

알레르기&아토피　　　　　182
난치성 피부질환으로 가려운 사람들 | 몸속 본질적인 원인부터 찾아라

자궁근종&생리통　　　　　　　　　　　　186
여성질환으로 괴로운 사람들 | 자궁도 등면역의 영향을 받는다

5　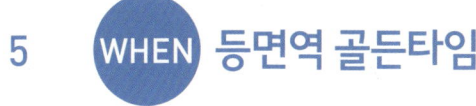 등면역 골든타임

당신의 등면역 점수는?　　　　　　　　　　193
내 면역 점수 진단하기 | 내 등 시간표 진단하기 | 진단 결과

등타임을 위한 마음가짐　　　　　　　　　　200
먼저 비워라 | 조금씩 꾸준히 하라 | 등낯가림을 견뎌라 | 약발보다 등발을 믿어라

6　HOW 등풀이 노하우

등풀이 운동법　　　　　　　　　　　　　　207
똑바로 앉아서 무릎 붙이기 | 등 스트레칭하기 | 뒷짐 지고 등짝하기 | 등운전하기 | 등샤워하기 | 등팩하기 | 등터치하기 | 웁스~ 호흡하기 | 등싱잉하기 | 등웃하기

등풀이 치료법　　　　　　　　　　　　　　217
증상별 등풀이 치료법 | 포인트별 등풀이 치료법

마치며 등을 쫙! 펴고　232

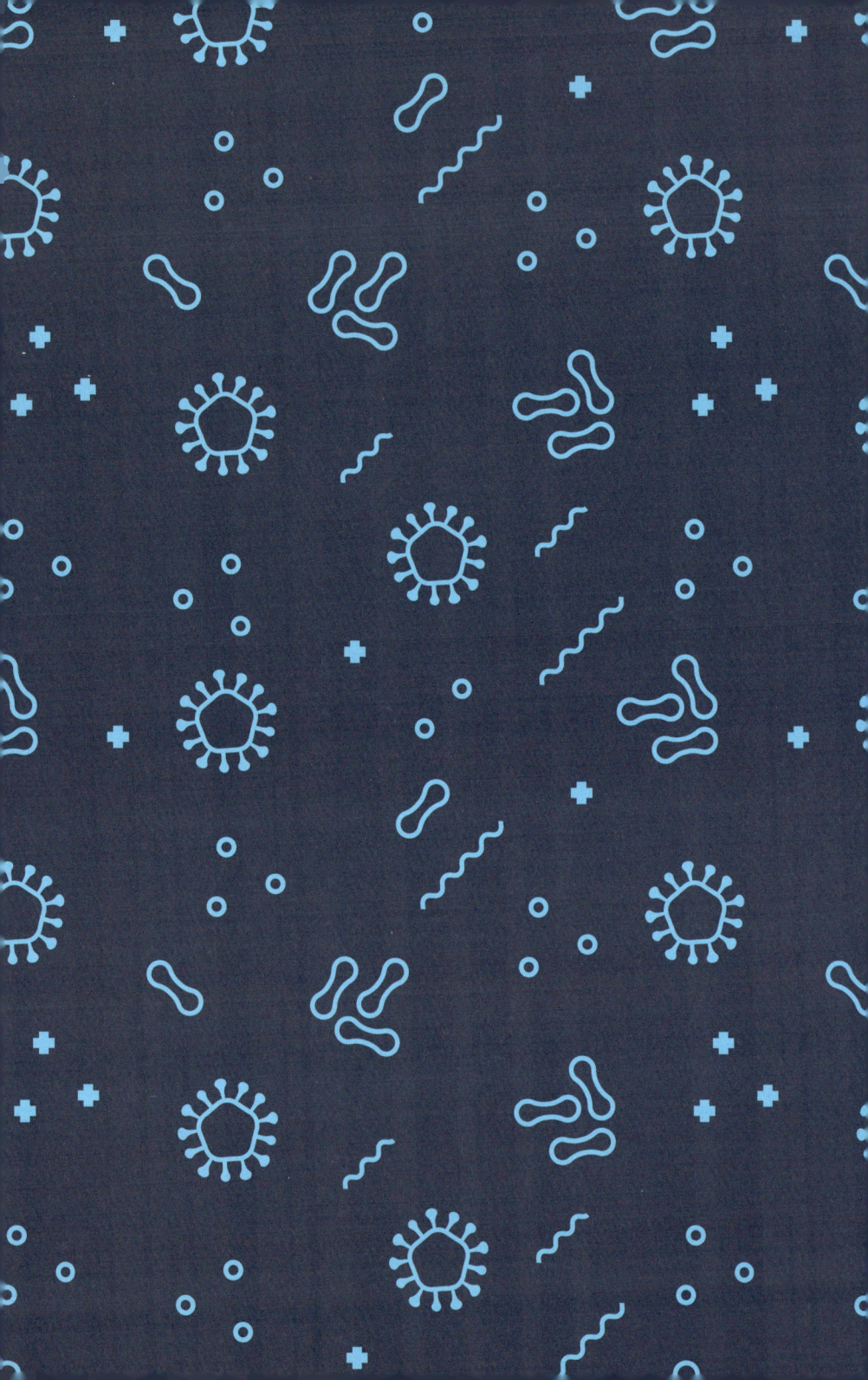

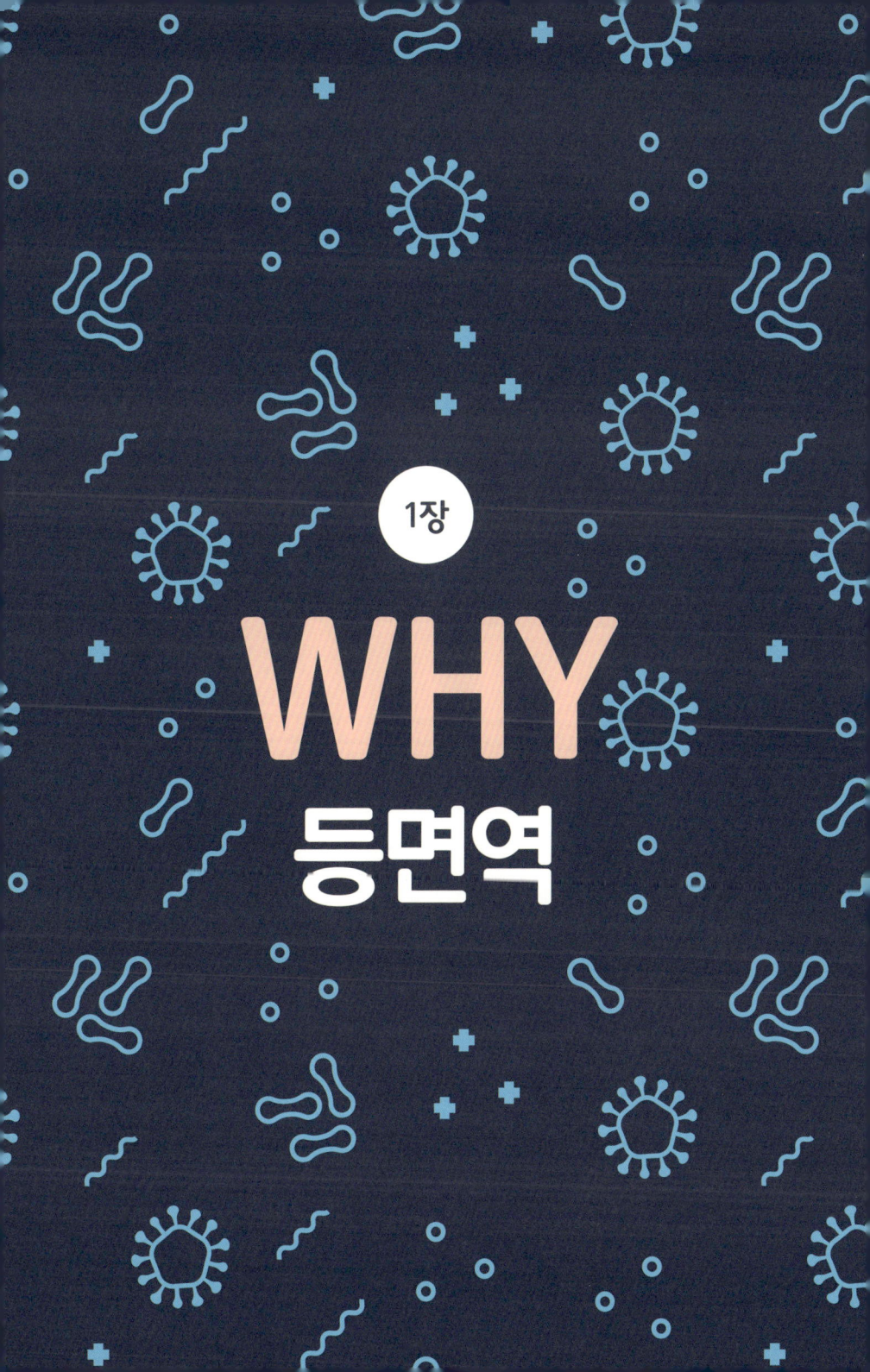

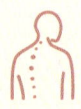

우리는 정신 차리라며 곧잘 등을 때린다.
맞다. 등에 정말 정신이 있다.
등은 몸의 중심이자
척수신경이 지나는 신경통로다.
몸 전체의 신체기관을 조율하고 조정하는
면역의 열쇠다.

1장
WHY
등면역

왜 등일까?

등을 생각하면 등짝 스매싱을 당한 어린 시절의 기억이 쉽사리 떠오를 것이다. 게으름을 피우며 늘어져 있거나, 한눈팔며 멍하니 있을 때 어김없이 날아드는 등짝 스매싱. 부모님이나 선생님은 등짝을 때리면서 꼭 이렇게 말씀하셨다. "정신 차려 이놈아…."

등을 다시 봐야 하는 이유

나는 의문이 들었다. 등을 때리면서 정신을 차리라고 한다면 등에 정말 정신이 있다는 말인가? 전문의가 되어서 몸속을 들여다보고 동서양 의학을 횡단하고, 여러 환자를 만나 연구하면서 비로소 그 의문이 풀렸다. 그 말이 맞았다. 등에 정말 정신이 있다. 바로 척수신경이다. 척수에 있는 자율신경이 우리 몸을 지배한다. 그래서 등은 마음이고 뇌라고 할 만큼 중요하다.

등은 우리 몸의 중심축이자 좌우, 전후 균형점이다. 몸의 운동신경과 감각신경, 자율신경 등이 지나는 신경통로로 몸 전체의 신체기관을 조율하고 조정하는 중추적인 역할을 한다. 등의 척수신경은 내장의 여러 기관을 움직인다. 따라서 등을 오래 구부리고 있으면 신체 각 부위에 문제를 일으키는 것은 당연지사다.

등은 몸의 에너지 흐름을 주관하는 곳으로 신체 어느 기관보다 건강 상태가 좋아야 한다. 척추의 안녕은 몸 전체의 건강과 직결된다. 등은 그만큼 중요하다. 이처럼 중요한 등에 면역의 핵심이 있다는 것, 이것이 등의 재발견이다. 이는 자연치료의학으로 오랫동안 환자들을 치료하며 얻은 통찰이다.

우리가 등의 존재를 느낄 때란 고작 기대거나 누울 때 정도였다. 그런데 등에 정신, 그리고 마음이 있다는 것은 실로 놀라운 발견이다. 등짝으로 취급할 것이 아니라 등을 쫙쫙 펴며 아껴주고 소중히 다뤄야 한다. 우리는 등을 너무 몰랐다. 등에 무지해서 등을 알아봐주지 못했다. 생각해보면 내 손이 잘 닿지 않는 유일한 신체가 등이다. 손이 잘 닿지 않아서 소홀했고, 우리 눈으로 직접 볼 수 없기에 무관심할 수밖에 없었다. 이제 등에 대한 인식을 바꾸고 등을 재발견해야 할 때다.

등면역의 비밀은 등의 구석구석을 살펴보는 2장에서 차근차근 밝힐 것이다. 혹여 성격이 급한 독자를 위해 등면역의 비밀을 요약하자면 등심心, 뇌등장, 등트레스, 등끈 네 단어로 정리할 수 있다. 먼저 등심을 살펴보자. 등에 마음이 있다. 등에는 자율신경의 눈인 척수신경이 있어 일상적인 마음을 좌우한다. 두 번째는 뇌등장이다. 뇌와 장을 등의 척수신경이 연결한다. 장뿐만 아니라 모든 장기를 뇌와 연결하는 것이 등이다. 등은 뇌와도 연결되어 있으며, 자율신경이 장기에게 보낼 신호를 판단하기 때문에 그 자체로 또 하나의 뇌다. 세 번째는 등트레스. 스트레스를 등으로 가장 먼저 받는다는 것을 의미한다. 마지막으로 등끈이다. 우리 몸의 척수신경인 등은 장과 같은 몸속 장기를 등끈으로 연결해 움직인다.

면역은 자연치료의학의 처음과 끝

등에 면역의 핵심이 있다는 통찰로 나아가려면 먼저 자연치료의학을 이야기하지 않을 수 없다. 당신은 우리 몸이 자연이라는 것을 믿고 있는가? 히포크라테스는 말했다. "사람의 몸에는 자신을 치유하는 자연의 힘이 갖춰져 있어 웬만한 병은 저절로 낫게 되어 있다."고.

동의하기 어렵다면 당신의 몸을 생각해봐라. 우리 몸은 매일 쌓이는 독소와 노폐물을 저절로 치유한다. 면역작용을 통해 기침을 일으켜 가래를 배출하고, 설사를 일으켜 몸 안으로 들어온 독소를 배출한다. 질병을 치유하기 위해 우리 몸이 스스로 정화하고 복원하는 것이다. '감기는 약을 먹으면 일주일, 약을 먹지 않으면 7일'이라는 말도 우리 몸의 자연치유력을 비유적으로 표현하는 것이다. 이제 고개가 끄덕여질 테다.

그렇다. 인간은 자연이다. 인간의 몸속도 자연의 생태계이고, 상생과 균형을 기본으로 한 자연의 섭리를 따르고 있다. 물이 스스로 자정작용을 하듯이 질병을 치유하기 위해 우리 몸도 스스로 정화하고 복원하며 끊임없는 치유작용을 한다.

이 자연치유의 원리에 따라 해독을 돕는 것이 해독주스다. 해독주스는 생과일과 삶은 채소를 갈아 만든 한 잔의 주스로 몸 안의 독소를 없앤다. 사실 해독주스는 경험에서 얻어진 유산이다. 의과대학에 다니고 있을 무렵 어머니는 만성두통으로 고생하고 계셨다. 하루 열 알 정도의 진통제를 복용할 정도로 심했다. 그러다 우연히 과일과 채소의 효능을 알게 되신 후에 해독주스 같은 걸 드시기 시작했다. 그러더니 더 이상 약을 먹지 않아도 될 정도로 증상이 호전되었다.

그때 나는 레지던트 생활을 하면서 스트레스 때문에 살이 많이 찐 상태였는데, 어머니는 그런 내게 과일과 채소를 권하셨다. 처음에는 말도 안 된다고 생각했지만 먹어보니 효과가 있었다. 장도 좋아지고 살도 빠졌다. 그때 처음으로 '자연에 뭔가 있겠구나' 생각했고, 자연치료의학의 길로 들어섰다.

자연치료의학에서 찾은 면역 중심

의사는 겁과 답을 함께 줘야 한다는 오래된 소신이 자연치료의학 공부를 무르익게 했다. 산부인과 전문의로 환자를 진료하기 시작하년서부터 기긴 이 초심은 '포모나Pomona'라는 병원 이름에 담겨 있다. 포모나는 그리스 신화에 등장하는 꽃과 과실의 여신 이름으로 풍요로운 결실을 상징한다.

다양한 질환을 가진 여성들을 진료하면서 언제부턴가 고민이 생겼다. "그 질환은 피부과로 가세요.", "이 질환은 이비인후과로 가세요."라고 말하며 안내를 해주는 것이 뭔가 석연치 않았다. 환자들을 처음부터 끝까지 내 손으로 진료하고 싶다는 마음이 어느 순간 싹텄다. 꽃과 과실의 여신이 정원 가득 아름드리로 가꾸어 풍요로운 결실을 맺듯 환자들에게 열매를 주고 싶다는 마음을 먹으며 자연치료의학의 정수를 공부했다.

여러 가지 전공과목을 가로지르며 연구하니 인체에 대해서 폭넓게 알게 되었다. 환자들에게 질병과 몸의 문제를 알려주고, 스스로 치유할 수 있는 답까지 알려주려면 조금 더 쉽게 설명해야 했다. 환자들이 쉽게 알아듣고 이해할 수 있도록 말이다. 결국 다양하고 통합적인 방법의 치료 콘셉트를 접목하게 됐고, 등면역도 그 열매 중 하나다.

자연치료의학을 공부할수록 몸에 대한 통합적 시선이 생겼고 치료하는 마음가짐도 달라졌다. 예를 들어보자. 갑상선암 환자들은 우울증을 많이 겪는다. 보통 항우울제인 세로토닌을 잘 나오게 하는 약을 우울증 치료제로 처방하게 마련이다. 세로토닌 등의 호르몬은 뇌에서는 10퍼센트만 만들어지고 80~90퍼센트가 장에서 만들어진다. 실제로 우울증과 공황장애를 겪는 환자에게 유산균을 먹게 해서 효과를 봤다. 세로토닌을 못 만들게 하는 장내 유해균을 유산균이 억제해 장을 균형 있게 만듦으로써 우울감이 많이 사라졌다.

세로토닌은 주로 동물성 단백질과 아연, 철 등 미네랄 성분으로 구성되어 있는데, 평소 고기를 전혀 안 먹던 우울증 환자에게 고기를 먹게 했더니 우울증이 치료된 사례도 있다. 기본적인 원인 교정 없이 항우울제만 복용하면 약에만 의지하게 된다. 이런 사례들과 다양한 경험을 토대로 더 많은 기초과학을 탐구하고 자연의 원리에도 더 마음을 열게 되었다. 시선은 넓어지고 몸을 단순화시켜 통찰하는 안목이 생겨났다. 몸과 병이 단순명쾌하게 보이기 시작했고, 복잡해 보이는 면역도 그 중심이 보였다.

면역의 두 기둥은 장과 등이다

우리 몸에서 면역을 담당하는 곳은 여러 군데다. 면역은 굉장히 정교하고 복잡한 우리 몸속의 네트워크에 따라 질병에 맞서 신체를 지키는 방어시스템이나. 이러한 방어세포들은 편도나 비장, 림프절, 골수, 흉선(가슴샘) 등의 신체 여러 기관에 존재한다.

직접적인 면역시스템은 백혈구 속에 있는 세 가지 세포인 대식세포, 과립구, 림프구와 관련이 있다. 그중 면역세포의 중심은 림프구 중 B세포, T세포다. 질병을 일으키는 바이러스 등 병원균이 들어오면 면역체계가 발동한다. 먼저 대식세포가 병

신체 방어막, 면역기관

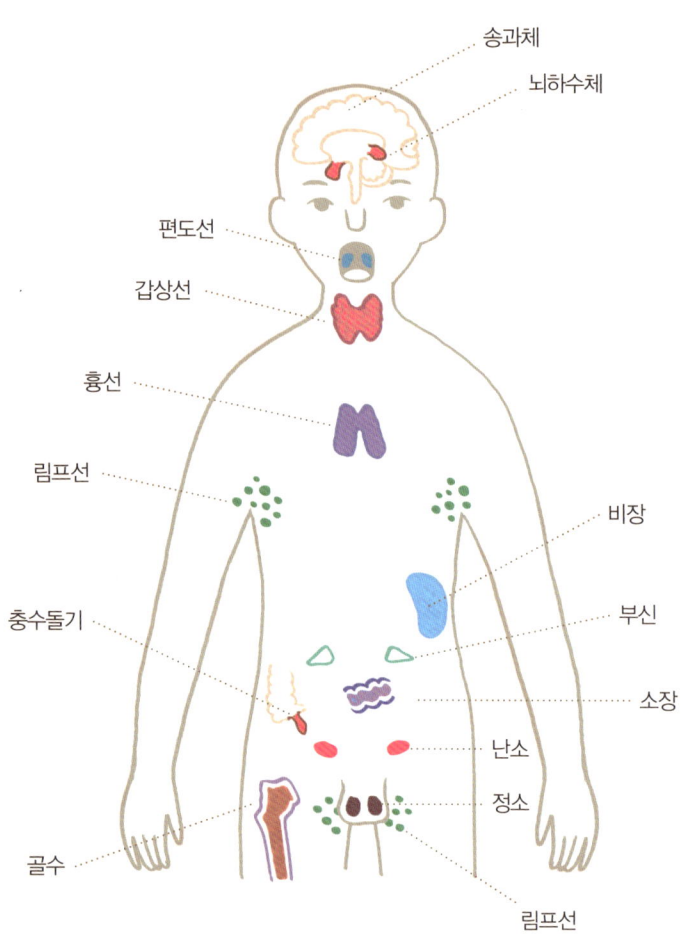

질병으로부터 신체를 지키는 정교한 방어시스템

원균을 파괴하고 그 정보를 헬퍼Helper T세포에게 전달한다. 헬퍼 T세포는 이를 B세포에게 전달하고 정보를 전달받은 B세포의 일부는 형질세포로 분화해 항체가 된다. 일반적인 면역반응이다.

그러나 세포의 이단아 혹은 세포의 반란으로 발생한 암의 경우 이 두 면역세포로는 부족하다. 그래서 추가 투입되는 것이 NK세포, LAK세포, NKT세포다. 면역세포를 중심으로 면역을 말하면 의학적이고 전문적이지만 좀 막연하다. 우리가 구체적으로 체감할 수 있는 면역은 장과 등에 있다. 따라서 우리는 장과 등에 주목해야 한다. 인체를 단순화시켜보면 면역의 기둥이 잘 보인다. 우리 몸은 머리와 몸통을 다리가 받치고 있는 모양이다. 한글 ㄱ과 비슷한 모양이다.

중요한 장기인 심장, 폐는 횡격막 위에 있고, 아래에 위, 간, 소장, 대장, 신장이 있다. 갈비뼈는 횡격막보다 아래로 내려와 간을 보호하고 있다. 잘 보면 우리 몸의 맨 위에서 아래로 길게 연결되어 있는 곳은 딱 두 곳이다. 바로 장과 등이다. 장과 등이 긴 데는 이유가 있고 긴 만큼 하는 일도 많다.

장과 등은 우리 몸의 위, 아래를 전부 연결하고 통제한다. 우리 몸의 두 기둥인 셈이다. 먼저 입에서부터 항문까지 구불구불하게 길게 이어진 하나의 관, 바로 장이 있다. 그 관에는 점

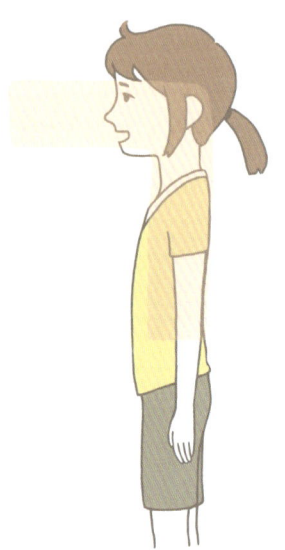

▶ 우리 몸은 머리와 몸통을 다리가 받치고 있는 ㄱ자형 ◀

막이라는 막이 씌워져 있다. 점막 역시 몸속의 관처럼 하나로 이어져 있기 때문에 어느 한 곳에 문제가 생기면 다른 기관에도 영향을 미칠 수 있다. 입구는 음식물이 들어오는 입이고, 출구는 노폐물이 배출되는 항문이다. 그리고 또 하나는 몸의 중심을 잡아주는 목뼈부터 꼬리뼈까지 연결된 긴 등이다. 여기서 등은 신체 부위를 말하는 등보다 더 광범위한 몸의 뒷부분 전체를 말한다.

조금 더 단순화하기 위해 태아를 떠올려보자. 우리 몸이 처음에 어떻게 생명을 유지하기 시작했는지 살펴보면 이해가 쉽다. 엄마 뱃속에 태아로 있을 때는 탯줄로 영양분을 받고 등으로 형체를 유지한다. 태어나 탯줄이 끊어지면 입으로 영양을 섭취한다. 성인은 입을 통해 섭취한 영양분과 산소를 소화시켜 위와 간, 장과 폐로 보낸다. 그리고 장과 폐로 간 영양분과 산소가 결국 혈관을 타고 전신으로 분배되는 메커니즘을 따르는데 이것이 성인면역이다. 그러나 태아는 탯줄로 영양분과 산소를 받아 바로 태아의 심장으로 가 생명을 유지한다. 이때 태아는 엄마의 소화기능에 의존하고 있는데, 이것이 태아면역의 메커니즘이다.

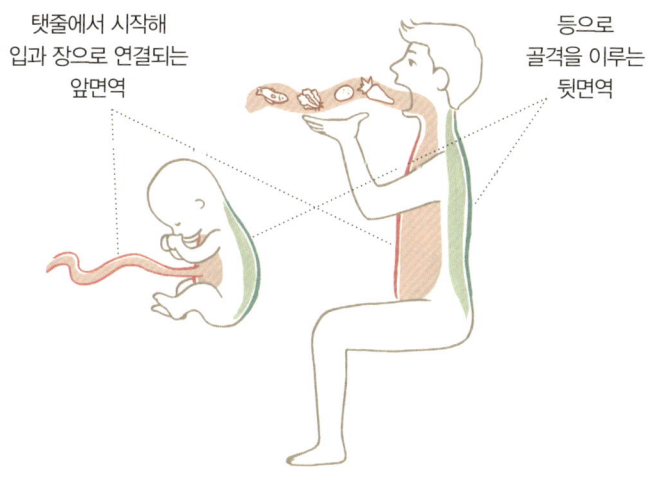

또한 태아일 때 등이 1차 만곡으로 말려 있다가 자라면서 목과 허리의 2차 만곡이 생기고 척추로 골격을 세우며 성인이 된다. 결국 사람의 신체구조를 단순화시켜 보면 몸은 탯줄에서 시작해 입과 장으로 연결되는 앞면역과 등으로 골격을 이루는 뒷면역이라는 두 기둥에 의해 생명을 유지하고 있음을 알 수 있다.

구불구불 말린 앞기둥인 장과 뒤를 받치는 뒷기둥인 등이 건강의 기본을 좌우한다. 두 긴 것에 면역과 건강을 좌우하는 열쇠가 숨어 있다. 건강한 음식을 잘 먹어 배가 편하고, 스트레스 안 받아서 등이 편하면 건강하다. 건강하게 산다는 것은 장과 등의 대화를 통한 좋은 훈련으로 가능해진다. 건강을 위해 우리가 할 수 있는 일은 장을 위해 좋은 음식을 먹고 등을 위해 좋은 자세를 취하는 것이다. 결국 음식과 자세가 면역의 전부다. 입에서 장 사이의 건강은 장의 역할이 중요하기에 장면역이고, 목뼈에서 꼬리뼈 사이의 건강은 등의 역할이 중요하기에 등면역이다.

장면역과 등면역을 지켜라

건강의 기둥은 장면역과 등면역이다. 왜 그런지 우선 장면역과 등면역의 기전을 좀 더 살펴보자. 장과 등은 보이는 것과는 조금 다르다. 몸속에 있어 보이지 않는 장은 실제로는 입으로 들어오는 음식물 때문에 항상 열려 있다. 그래서 자유자재로 외부와 연결된다. 반면 외부와 닿아 있어 보이는 등 속 신경은 등 근육으로 차단되어 있다. 여기에는 이유가 있다. 음식은 내가 선택해서 외부에서 받아서 먹지만 신경은 내 의지와 상관없이 나도 모르게 쓰게 된다. 음식은 조절하기 쉬운 반면, 신경은 어디를 조절해야 할지 모르는 경우가 대부분이다. 음식을 조절하는 곳은 장이고, 신경을 조절하는 곳은 등이다.

장은 몸속에서 일어나는 면역의 70퍼센트 이상을 담당하고 있다. 장면역을 유지하는 것은 음식을 잘 먹고 잘 소화해 속을 편히 지키는 것이다. 그래서 장면역은 속면역이다. 반면 등면역은 신경면역이다. 등에는 척수신경이 있기 때문이다. 몸속 중요한 장기는 등에 있는 이 척수신경의 신호를 받아 움직인다. 척수신경이 '동공 커져라', '침 나와라', '위장 움직여라'라는 신호를 보내는 것이다.

또 등면역을 신경면역이라고 부르는 중요한 이유는 이 신경이 스트레스와 연결되기 때문이다. 등의 신경은 상황을 있는 그대로 전달하지 않는다. 그 상황이 주는 느낌과 감정을 같이 전달한다. 때문에 혹시라도 왜곡된 감정을 담아서 신경줄을 통해 장기에게 전달한다면 장기는 어찌할 바를 모르게 돼 항상 긴장 상태를 유지하다가 결국은 탈진하고 만다.

쉬운 예를 들어보자. '밖에서 이상한 소리가 나'는 객관적인 상황을 '밖에서 끔찍한 소리가 나. 누가 나를 해치려는 걸까?'라는 주관적인 상황으로 장기에게 전달하는 것이 반복되면 어떨까? 결국 면역시스템에 오류가 생기고 작동을 멈추는 상황까지 발생하게 된다. 이 오류를 미리 차단하는 곳이 바로 등이다.

이처럼 우리는 스트레스를 등으로 받는다. 음식은 몸의 앞, 즉 입으로 들어오고 스트레스는 몸의 뒤, 즉 등으로 들어온다. 뒤를 인지하지 못하기 때문에 나도 인지하지 못하는 사이 스트레스가 침범해 병이 생긴다. 이유 없이 몸이 아프다고 말하는 경우가 대체로 여기에서 연유한다.

이런 측면에서 병도 간단하게 생각해볼 수 있다. 음식은 입으로 받고 스트레스는 등으로 받는다. 그렇다면 병이란 입에서부터 항문까지, 음식과 관련하여 생긴 일이거나 목에서 꼬리뼈까지 스트레스와 관련해 생긴 일이다. 어떤 사람이 앞문으로 들어갔다 뒷문으로 나왔는데 그 사이 집 안이 엉망진창이 되었다고 치자. 그렇다면 집 안이 망가진 것은 그 사람이 들어갔다 나오는 사이에 일어난 일이다.

질병도 우리가 음식을 먹어서 소화시켜 흡수할 것은 흡수하고 나머지는 항문을 통해 버리는 일이 반복되는 가운데 발생한다. 이때 생기지 말아야 할 상처가 생기고 이것이 반복되면 질병이 생기는 것이다. 또 다른 기전은 음식은 잘 먹고 잘 소화 흡수했는데 등에 있는 신경이 몸속 장기의 기능을 방해하는 것이다. 그렇게 되면 필요 없는 노폐물이 쌓이면서 질병이 발생한다. 그러니 잘 먹고 잘 푸는 건 중요하다. 그래야 질병 없이 살 수 있다.

등 푸는 선생의 친절한 가이드

· 두 개의 면역기둥 ·

앞면역	뒷면역
=	=
장면역	등면역
=	=
속면역	신경면역
=	=
음식면역	관계면역

1장
―――
WHY
등면역

왜 면역일까?

면역이 뭐길래

잦은 병치레를 할 때 우리는 "면역력이 떨어져서 그렇다."고 말한다. 면역이라는 말은 자주 듣는 익숙한 단어다. 그러나 익숙함에 비해 면역을 잘 알지는 못한다. 그렇다면 면역이란 무엇이며, 면역이 좋다는 것은 어떤 의미인가?

먼저 그 어원을 살펴보자. 영어로 immune은 '~에 영향을 받지 않는', '~이 면제되는'이라는 뜻을 갖고 있다. 한자로 면역免疫은 '역병, 즉 전염병傳染病을 면하다'라는 뜻이 있다. 돌림병에서 면제됐다는 것이다. 한자를 파자하면, 면역免疫의 면免은

토兎에서 왔다. 토끼가 그 꼬리를 자르고 도망가면서 목숨을 건졌다는 의미로 토끼의 꼬리가 잘린 모습이 면兔이다. 즉 죽음을 면했다는 뜻이다. 우리 눈에 보이지 않지만 보호막처럼 우리 몸을 지키는 방어시스템이 면역이다.

면역은 내 몸의 자연을 회복하는 것

면역은 균이나 바이러스, 미세먼지, 중금속, 스트레스에 대항해 내 몸을 스스로 원래 자리인 자연으로 돌려놓는 힘이다. 11년 전 출간한 《사람의 몸에는 100명의 의사가 산다》에서 상세히 설명한 것처럼 우리 몸에는 100명의 의사가 있는 셈이다.

그런데 등이 붙박이장처럼 굳어 있어 움직일 수 없다면 원래 자리로 돌려놓는 힘은 사라진다. 내 몸속 장도 붙박이장이 되어 원래 자리인 자연으로 돌려놓을 수 없게 된다. 등면역과 장면역의 불균형으로 면역기능을 잃어버린 것이다. 전날 아무리 술을 많이 마시고 야근해도 다음 날 멀쩡하다면 면역은 정상이다. 하지만 전날 잘 쉬고 일찍 잤는데도 피곤하고 소화가 안 된다면 면역의 불균형을 의심해봐야 한다.

면역이 불균형해지면 끊임없이 질병이 생긴다. 외부에서 미생물·유해물질·바이러스·곰팡이 등이 침입해 인체의 정상적인 기능과 세포조직들을 쉽게 파괴해버린다. 이 시스템의 오류로 암·알레르기 등이 생긴다. 암에 걸렸을 때도 마찬가지다. 좋은 치료를 받는다 해도 일단 면역력이 없으면 회복하기 힘들다. 면역력은 기본 중의 기본이다. 면역력이 강해지면 질병에 잘 걸리지 않거나 걸리더라도 빨리 회복할 수 있다. 똑같은 환경에서도 누구는 감기에 걸리고 누구는 안 걸린다. 같은 음식을 먹어도 누구는 식중독에 걸리고 누구는 안 걸리는 이유가 바로 면역의 차이 때문이다.

라틴어로 독을 뜻하는 '비루스virus'에서 유래된 바이러스는 작은 크기의 감염성 입자다. 아주 미세해서 눈으로는 볼 수 없고 현미경으로만 볼 수 있다. 바이러스는 막대나 공처럼 매우 단순한 모양이며, 생존에 필요한 기본 물질인 핵산(DNA 또는 RNA)과 그것을 둘러싼 단백질 껍질로 이루어져 있다. 구조는 원시적이지만 생명체의 모습과 닮아 있다.

그러나 다른 생명체들처럼 스스로의 힘으로 자라지 못하고, 사람을 비롯한 동물과 식물 등 다른 생명체에 들어가야만 살아갈 수 있다. 바이러스의 이런 증식 작용은 침입한 세포를 파괴하여 병을 일으키는데, 이것을 '감염'이라 부른다. 바이러스는 생물체이면서 무생물이다. 다른 존재가 없으면 살 수 없기 때문이다. 이 바이러스라는 독을 없애는 것도 결국 나의 면역에 달려 있다. 등에서 장기와 세포에 올바른 명령을 전달하는 일이 이 독을 제거하는 데 필수적이다. 해독주스와 더불어 쫙 편 등이 독을 제거한다.

면역에 대해 흔히 하는 오해가 있다. 지나쳐 더 간 것이 덜 간 것보다 낫다는 것이 그 오해다. 가야 할 목적지가 있다고 생각해보자. 목적지를 향해 달려가다가 50미터를 남겨둔 경우와 목적지를 지나 50미터를 더 간 경우. 이때 많은 사람들이 50미터를 더 간 경우는 문제가 없다고 생각한다. 정말 그럴까? 제자리로 돌아오려면 덜 갔거나 더 갔거나 둘 다 문제가 된다.

어떤 경우가 좋으냐는 면역의 현시점에서는 중요하지 않다. 둘 다 목적지인 제자리로 돌아오려면 똑같은 힘이 든다. 두 경우 모두 목적지로부터 50미터 떨어져 있기 때문이다. 면역은 덜 가든 더 가든 결국 돌아와야 할 거리가 중요하다. 다시 되돌아오는 힘, 그것이 바로 면역이다.

면역은 몸의 이력서다

면역력이 강하다고 좋은 것은 아니다. 면역반응이 너무 약하면 미생물에 무너지지만 너무 강해도 자멸하기 때문이다. 면역력이 조금만 항진돼도 내 몸을 내가 공격한다. 즉 면역력이 나 자신마저 공격하는 자가면역질환이 생기는 것이다.

면역을 이력서로 비유해보자. '이력'이란 지금까지 거쳐 온 학업, 직업, 경험 등의 내 삶의 행로를 말한다. 경험이 많은 사람은 이력서도 빼곡하게 채워질 것이다. 이 외에 우리는 "그 일에 이력이 났어."라는 표현도 자주 쓴다. 이때의 이력이 면역과 비슷한 의미다.

이력서가 화려할 정도로 면역으로 인한 경험이 많은 사람과 이력서가 초라할 정도로 면역 문제가 없었던 사람은 어떤 차이가 있을까? 어릴 때 다양한 균과 바이러스, 상처를 경험한 사람은 그만큼 대처 능력이 생겼다고 봐야 한다. 이와 달리 상대적으로 경험이 적은 사람은 알레르기나 감염의 위험이 크다고 할 수 있다.

면역은 너무 화려한 이력서도 너무 초라한 이력서도 좋아하지 않는다. 즉 필요한 만큼 적당한 경험을 한 사람이 좋은 면역을 지니고 있는 사람이다. 면역 이력서에서 가장 중요한 것은 슬기다. 과거의 경험이 내 몸에 스며들어 '사리를 바르게 판단하고 일을 잘 처리해내는 재능'으로 작동해야 한다. 슬기가 제 역할을 하면 과거의 경험이 오늘을 살아가는 데 영향을 미친다.

과거 이력서만 중요한 게 아니라 지금, 현재 무엇을 잘하고 있고 잘할 수 있는지를 대변하는 현재 이력서, 그것이 바로 면역이다. 면역은 실적이 아니라 실력이다. 면역 이력서는 현재의 몸 상태를 나타내는 건강 실력이다. 이런 이력을 결정하는 것이 하나는 장 속에, 다른 하나는 등 속에 있다.

또한 면역은 예측이 아니라 대응이다. 좋은 스펙을 가진 사람이 실제 업무에서는 능력을 발휘하지 못하는 경우가 있다. 스펙의 종류가 많고 높은 점수를 받았지만 순간대응능력이 떨어져 실전에서 진가를 발휘하지 못하는 경우는 면역이라고 할 수 없다. 끊임없는 경험들을 겪으면서 성장해야 면역이 좋아진다. '구슬도 꿰어야 보배'라는 말이 있듯 경험이라는 구슬을 한 줄로 꿰어 실전에서 쓸 수 있도록 통합해야 한다.

면역은 고정적인 스펙이 아니라 현재의 상황에 대한 유연한 조합능력으로, 역동적이고 현재적이다. 문제가 생길까 봐 미리 답안지를 만들어 대비하는 것이 아니라 문제가 생겼을 때 대응할 수 있는 빅데이터와 해결 능력을 갖춰야 한다. 경험치가 많아지면 상황에 맞춰 유연하게 대응할 수 있다. 제대로 된 이력을 적당히 겪은 사람은 어떤 문제든 해결할 수 있다. 몸으로 치자면 어떤 독이나 바이러스도 슬기롭게 피해가는 것과 같다.

면역은 집밥이다

　현대인들은 바쁜 시간을 활용하느라 패스트푸드를 먹거나 입의 즐거움을 위해 맛집을 찾아다닌다. 요즘은 '단짠 음식'이 유행인데, 이 때문에 배달 음식에 대한 의존도도 늘어나는 추세다. 그러나 외식, 배달음식, 패스트푸드를 좋아하는 사람도 결국 찾게 되는 것은 집밥이다. 사람은 누구나 기본과 본질에 대한 그리움이 있다. 치료의 본질은 내 면역의 균형감을 유지하는 데 있다. 면역은 정갈하고 담백한 집밥이다. 허기질 때 누구나 찾게 되는 것은 따뜻하고 정성스러운 집밥이다. 음식에 대한 취향과 기호는 다양하지만 속편하고 맛있게 먹을 때는 "집밥처럼 맛있어요."라고 공통적으로 말한다.

　집밥 같은 본질이 면역에 있다. 사실 음식을 맛있게 먹는 방법은 배고플 때 먹거나 일을 끝내고 먹는 것이다. '시장이 반찬'이라는 말도 있지 않은가. 제대로 된 식사로 배고픔을 해소한다면 영양분을 채운 행복한 식사가 될 것이다. 미각을 자극하는 맛만 찾아서 많이 먹는다면 단지 포만감을 채우는 일이 된다. 순간만 행복한 식사가 되고 결과적으로는 계속되는 포만감만을 허겁지겁 느끼기 위해 중독에 빠지는 것이다. 그러면 배가 불러도 짜고 단 음식을 계속 찾게 된다. 음식을 먹는 것은 포만감이 아니라 배고픔을 채우는 게 본질이다. 집밥은 포만감이 아니라 배고픔을 채운다.

이제 병이 생겨도 헤매지 말고 본질부터 바로잡자. 병명을 찾기 힘들 때는 장면역과 등면역으로 면역 균형을 잡는 것이 중요하다. 어떤 질병이든 면역 균형을 먼저 찾아라. 면역은 필수 공통과목으로 면역 균형은 기본 중의 기본이다. 만족하는 치료의 첫 번째 관문이다. 면역력은 몸의 기초공사다. 먼저 몸의 균형을 이뤄놓고, 질병을 찾는 일은 그다음에 해야 한다.

건강은 기울어진 면역 불균형을 채워 균형을 맞추는 일이다. 이때 등면역이라는 추와 저울을 제대로 활용해야 한다. 등 속에 있는 척수신경이 면역에 과한 것은 줄이고 부족한 것은 올리는 저울의 추 역할을 한다. 등 모양으로 면역 균형의 기울기를 알 수 있으며 숨어 있는 병의 정도를 가늠할 수 있다. 등은 등추다.

면역은 타고날까

그렇다면 면역은 타고나는 것일까? 만들어지는 것일까? 면역은 태생과 야생으로 나뉜다. 태아 때 만들어진 면역은 태생이고 태어나서 적극적인 삶에서 얻어진 면역은 야생이다. 여기서 부족한 부분은 섭생으로 보강한다. 우리 몸의 면역력은 태어난 이후 6개월 안에 결정된다. 6개월 내 면역 증진 물질을 운 좋게(?) 잘 섭취했다면 기본적으로 건강한 체질로, 아니라면 불균형한 상태로 삶을 시작하게 된다. 하지만 6개월 만에 우리 몸의 면역력이 결정된다고 생각하면 왠지 억울하다. 면역력을 잘 타고나는 부분도 있으나 살면서 얼마나 잘 관리하느냐에 따라 능력이 달라진다.

모유를 먹고 자란 신생아는 부모에게서 물려받은 태생면역력이 있다. 선천면역력이라고도 하는데, 이러한 선천면역력 덕분에 생후 6개월까지는 질병에 잘 걸리지 않는다. 대체적으로 7세 전후로 형성되는 자가면역력을 키우기 위해서는 주변 환경 및 식습관, 생활태도 등을 건강하게 만드는 것이 좋다. 장면역과 등면역으로 좋은 면역을 경험하고 훈련해야 한다.

면역은 끝없는 현재활동

면역은 현재진행형이다. 명사가 아니라 동사다. 지금도 우리 몸에서 끊임없이 일어나고 있는 면역반응은 그야말로 활발한

활동이다. 태어나면서 죽을 때까지 멈추지 않는 심장처럼 우리 몸속 면역반응도 끊임없이 일어나고 있다. 영화 〈스피드〉의 버스처럼 면역이 멈추면 죽는다. 몸을 스스로 정화하고 복원하기 위해 평생 멈춰서는 안 되는 활동이다.

속에서는 유산균이, 등에서는 자율신경이 서로를 견제하고 도와가면서 균형을 이뤄 면역을 유지하고 있다. 또한 장과 등이 서로 끊임없이 대화하면서 몸의 치유작용을 하고 있다. 아무리 좋은 비행기가 있어도 관제탑이 제대로 기능하지 못하면 좋은 비행은 불가능하다. 몸이 비행기라면 장과 등은 관제탑이다.

면역은 원처럼 끊임없이 돌고 돈다. 원의 다른 말은 만각형이다. 각이 없어 보이는 원도 알고 보면 만 개의 각들이 이어져서 원으로 보이는 것이다. 또한 단선 직선을 현미경으로 보면 곡선이다. 그것도 올라갔다 내려갔다를 반복하는 리듬을 가진 곡선. 사람의 면역도 원의 이 단면처럼 직선으로 보이지만 실은 오르락내리락 곡선으로 움직이고 있다. 정지되어 있는 듯 보이지만 무수한 각들이 있는 것처럼 면역도 보이지 않지만 계속 움직인다. 누가 봐도 안 좋아 보인다면 심하게 오르락내리락하면서 흔들리는 곡선인 것이다. 치료는 직선처럼 보이는 안정감 있는 곡선을 만들어주는 것이다. 등에서 업앤드다운 up&down을 조절하는 자율신경이 이 안정감을 만든다.

장면역의 원리

등면역의 비밀을 본격적으로 설명하기에 앞서 면역의 본질인 장면역을 짚고 넘어가자. 음식을 먹어 입에서부터 항문 사이에서 일어나는 몸의 반응인 속면역이 바로 장면역이다. 음식을 잘 먹고 잘 흡수하고 잘 배설함으로써 면역력이 좋아진다. 이런 활동이 면역과 직결된다.

음식물을 씹어 위에서 분해하고, 소장에서 영양소를 흡수한 뒤 대장에서 변을 만들어 배출하는 장면역 4박자만 잘 지켜도 장 건강을 지킬 수 있다. 그래서 소화의 원리를 이해하고 잘 소화시키는 방법을 터득하는 것이 중요하다. 소화는 **입-식도-위-십이지장-소장-대장-항문**을 거쳐 이뤄진다. 입에서 침이 나오고 위에서는 위산작용이 일어나며 췌장에서는 효소작용이 일어난다. 소장과 대장에서는 유산균이 활동한다.

소화를 잘하려면 먼저 입에서 꼭꼭 씹어야 한다. 씹어서 잘게 부수는 것도 중요하지만 씹을 때 나오는 침이 탄수화물을 소화시킨다. 즉 밥·빵·감자·고구마 등은 입속 침샘에서 분비되는 아밀라아제라는 소화효소에 의해 분해가 촉진된다. 나이가 들수록 침은 말라가는데 먹는 탄수화물의 양量이 같다면 탄수화물은 소화되지 않고 떠돌아다닌다. 위에 탄수화물이 오래 머물면 위가 계속 움직이다 지쳐 위경련이 생긴다. 경련이 오래 지속되면 식도를 통해 역류하는 역류성 식도염이 된다.

위에서 탄수화물을 소화하는 것은 얼룩진 빨래를 세제 없이 하는 것과 같다. 침이라는 세제가 있어야 탄수화물 얼룩이 금방 빠지는데 세제도 없이 손으로 계속 비벼서 빨래의 얼룩을 제거하는 꼴이다. 오래 씹을 자신이 없고 빵을 좋아한다면 누룽지 한 조각만 챙겨 먹어라. 누룽지를 밥으로 만들어 탄수화물이라고 생각하기 쉽지만 밥이 누룽지가 되면서 탄수화물 분해효소가 생긴다. 누룽지는 탄수화물 소화에 탁월하다. 누룽지는 소화제다. 생각해보면 할머니는 식사 끝에 누룽지를 끓여 숭늉을 드셨다. 선조의 지혜는 놀랍다.

유산균이 중요한 이유

육류나 생선 같은 단백질은 위에서 분비되는 펩신이라는 소화효소에 의해 분해된다. 위는 단백질을 소화한다. 즉 고기 같은 단백질 식품은 적당히 씹어서 삼켜도 위에서 소화가 잘 되지만 빵 같은 탄수화물은 꼭꼭 씹어서 삼켜야 위의 부담을 줄일 수 있다.

나이 들수록 위산이 줄어들기 때문에 감식초나 홍초, 매실액 등을 충분히 희석해서 식사 전이나 식사 중에 30cc 정도 마셔주면 좋다. 샐러드를 즐겨 먹는다면 발사믹 식초로 드레싱을 하는 것도 도움이 된다. 식초를 조금만 먹어도 속이 쓰린 사람의 경우에는 조청을 1티스푼 정도 먹는 것도 좋다. 식초는 단백질 소화를 돕고 조청은 탄수화물 소화를 돕는다.

십이지장은 간에서 만들어진 담즙과 췌장에서 만든 췌장액이 음식과 만나는 곳이다. 담즙은 지방소화를 돕고 췌장액은 지방, 단백질, 녹말을 분해한다. 지방질 소화를 위해서는 담즙이 잘 나와야 한다. 담즙을 잘 나오도록 돕는 것이 카레의 재료인 울금 안에 들어 있다. 울금 가루를 하루에 1~3g 정도 먹는 것도 도움이 된다.

소장은 탄수화물을 포도당, 단백질을 아미노산, 지방을 지방산과 글리세롤로 소화해 흡수한다. 영양분을 흡수하는 곳이기에 소장은 특히 중요하다. 음식을 먹고 소화시키는 것을 장면역이라고 하는 이유가 바로 여기에 있다. 음식이 입으로 들어오는 것이 중요한 게 아니다. 내 몸에 흡수되어야 영양분이 되고 면역에 도움이 된다. 흡수된 영양분은 혈관을 타고 몸속을 떠다니며 고루고루 영양분을 나눠주게 된다.

이때 흡수를 판단하고 결정하는 것이 장내 유산균이다. 이처럼 소장의 판단력이 속면역을 좌우한다. 유산균이 부족하면 소화 장애가 오고 좋은 영양분을 흡수하지 못한다. 유산균을 위해 청국장·동치미·김치 등 발효식품을 먹으면 좋다. 김치에 들어 있는 것도 유산균이지만 대장·소장 등 장에서 소화하는 데는 매우 다양한 유산균이 필요하다.

소장의 균이 대장으로 넘어가지 못하도록 판막이 있다. 맹장이라고 알고 있는 충수돌기에도 소장의 균이 대장으로 넘어가지 못하도록 억제하는 균들이 살고 있다. 다양한 균을 모두 섭취하기는 어렵다. 그래서 다양한 유익균을 섭취할 수 있는 방법을 자신의 몸에 맞게 선택하는 것이 필요하다. 속면역을 튼튼히 하는 마지막 수비수는 유산균이다. 장면역에서 유산균을 강조할 수밖에 없는 이유다.

내 몸의 주인이 되려면 면역부터 챙겨라

자연치료의학은 면역의학이다. 면역을 지키는 것은 '내 몸의 주인은 나'라고 자각하는 것이다. 사실 자연치료의학을 민간요법이나 대체의학으로 생각하기 쉽다. 하지만 자연치료의학은 대체하는 의학이 아니라 우선하는 의학이다. 질병이 생겼을 때 바로 약부터 쓰지 말고, 생활습관을 먼저 고쳐보라는 뜻이다. 식습관을 고치면서 자신의 문제점을 바로잡은 후에도 안 된다면 그때 약을 쓰면 된다.

중요한 것은 면역으로 몸의 자연 법칙을 먼저 점검하는 것이다. 진단명이 떨어지는 순간 바로 약을 먹으면 약과 질병이 만나게 된다. 그곳에 '나'는 없다. 건강한 삶을 살아가기 위해서는 물론 병원의 도움도 필요하다. 자연치료의학은 의사나 약이 필요 없다고 말하지 않는다. 다만 의사와 약으로만 해결하려는 습관에서 벗어나야 한다는 것이다. 병원, 약, 의사에게만 의존하다 보면 내가 내 몸의 주인이 되지 못 한다.

일상에서 자연의 질서를 회복하면 병은 저절로 낫는다. 무엇보다 자기 스스로 자연의 법칙에 맞게 자신의 몸과 마음을 꾸준히 살피고 돌보는 관계 맺기가 중요하다. 자연치료의학에서 강조하는 건강의 기본, 바로 면역이다.

등 푸는 선생의 면역 완성

우리는 늘 앞만 보고 산다. 그러다 보니 다른 곳에는 소홀해지고 여기서 문제가 생긴다. 이제 중요도의 우선순위, 즉 서열을 바꿔보자. 인간이 진화하는 데 결정적인 역할을 하는 곳은 바로 DNA이다. 그것도 DNA에서 아주 취약한 곳에서 일어난다. 원래 DNA에는 정상적인 염기서열이 있는데, 취약한 곳의 서열이 바뀌면서 돌연변이가 생겨 진화가 일어난다.

돌연변이라 하면 장애나 질병으로 여기는 경향이 있다. 하지만 사실 인간은 모두 돌연변이체다. 인간종에게서 나타나는 진화된 특징은 모두 유전적 돌연변이를 거친 결과이기 때문이다. 인간의 몸 중 가장 먼저 퇴화하는 취약한 곳이 등이다. 늘 앞만 보며 눈·코·입·피부만 소중히 여겼던 우리는 이제 서열을 바꿔서 등을 소중히 살펴야 한다. 그러면 새롭고 놀라운 진화가 일어날지도 모른다. 등면역을 챙기는 것은 면역의 완성으로 가는 면역의 진화과정이다.

이러한 진화과정 속에 부를 기준으로 서열을 세우는 것도 바꿔보자. 부자라고 하면 흔히 돈이 많은 사람을 떠올린다. 그러나 돈으로 살 수 없는 소중한 것은 얼마나 많은가. 건강은 돈으로 절대 살 수 없다. 몸이 소중한 것을 아는 사람이라면 부자에 대한 인식을 바꾸어야 한다. 부자 감식안이 달라져야 한다. 건강한 몸에 빗대어보면 우리가 몰랐던 의외의 부자가 많다.

자율신경조절이 잘되는 사람은 등부자, 미세먼지를 잘 걸러내는 사람은 공기부자, 좋은 유산균이 많은 사람은 균부자, 근육은 80퍼센트가 물로 구성되어 있으므로 근육이 많은 사람은 물부자다. 이제 건강부자가 되어야 한다. 등부자가 되면 다른 부자가 될 가능성이 높아진다. 등면역이 건강의 첫 단추이기 때문이다. 최고의 재능은 건강을 지킬 수 있는 능력이다. 내 몸을 소중하게 생각한다면 장면역과 더불어 등면역을 깨워야 한다.

등 푸는 선생의 친절한 가이드

· 재미로 보는 장기 별명 자랑 ·

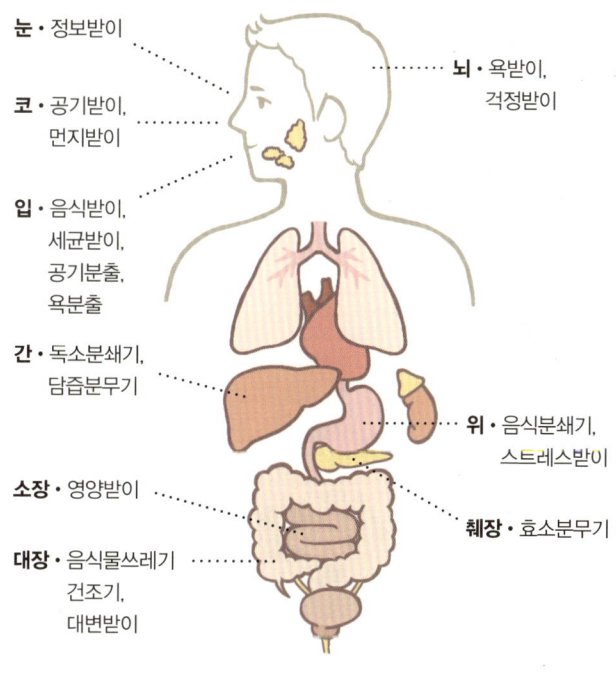

- **눈** · 정보받이
- **코** · 공기받이, 먼지받이
- **입** · 음식받이, 세균받이, 공기분출, 욕분출
- **간** · 독소분쇄기, 담즙분무기
- **소장** · 영양받이
- **대장** · 음식물쓰레기 건조기, 대변받이
- **뇌** · 욕받이, 걱정받이
- **위** · 음식분쇄기, 스트레스받이
- **췌장** · 효소분무기

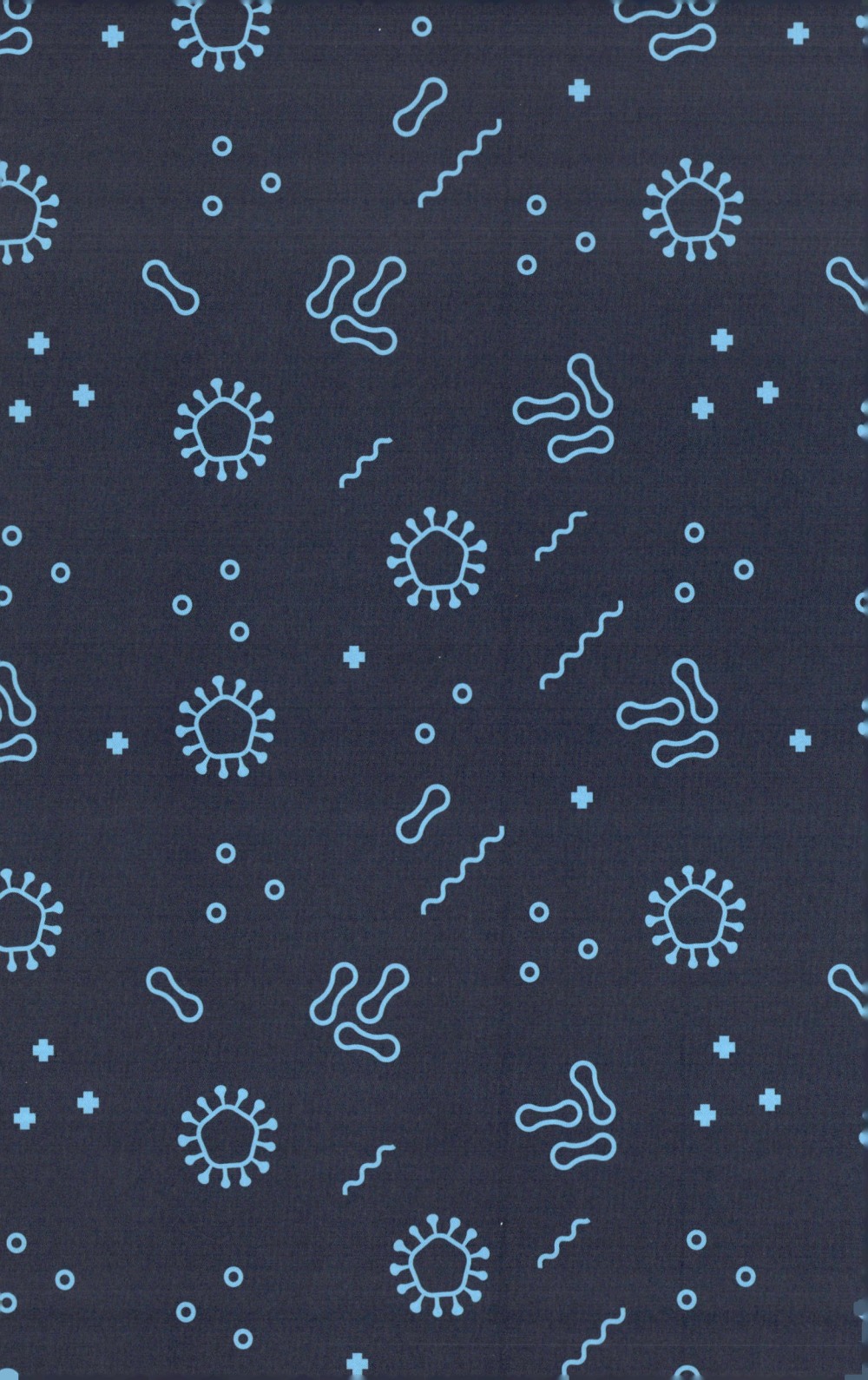

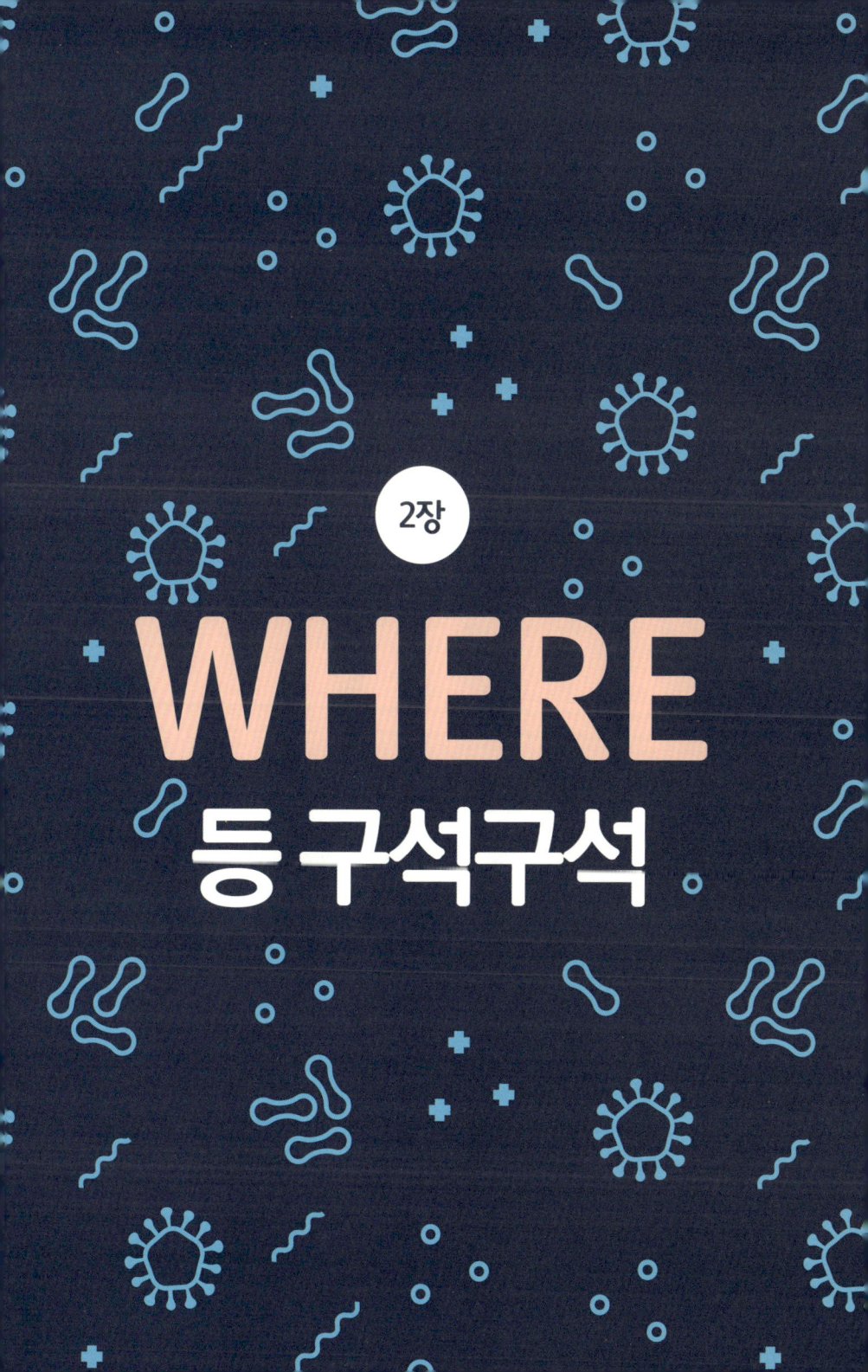

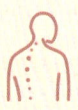

등 구석구석

등을 찬찬히 살펴보면
등면역의 비밀과 원리가 보인다.
등에는 척수신경과 등 근육, 척추
그리고 횡격막이 있다.
등에는 마음이 있고, 등끈이 있다.
그리고 스트레스는 등으로 받는다.
열등감과 불안감은 등에 콕 박힌다.
등에 건강을 좌우하는 면역이 있다.

2장
―
WHERE
등 구석구석

등에 면역이 있다

이제 등면역의 비밀을 하나하나 풀어보자. 그러려면 우선 등에 대해 알아야 한다. 등에 무엇이 있으며, 어떤 일을 하는지 살펴보면 왜 등에 면역이 있다고 주장하는지 그 비밀이 풀릴 것이다.

등을 한번 만져보고 상상해보라. 등은 척수신경을 보호하기 위해 뼈와 근육으로 둘러싸여 있는 몸의 기둥이다. 우선 척수신경이 다치는 걸 막기 위해 한 칸 한 칸 싸고 있는 척추가 있다. 척추를 덮고 있는 등 근육과 그 속에 척수신경이 있고, 등 앞쪽으로는 횡격막이 붙어 있다. 이런 등의 해부학적 구조를 통해 등면역의 비밀과 원리를 살펴보자.

등면역의 비밀

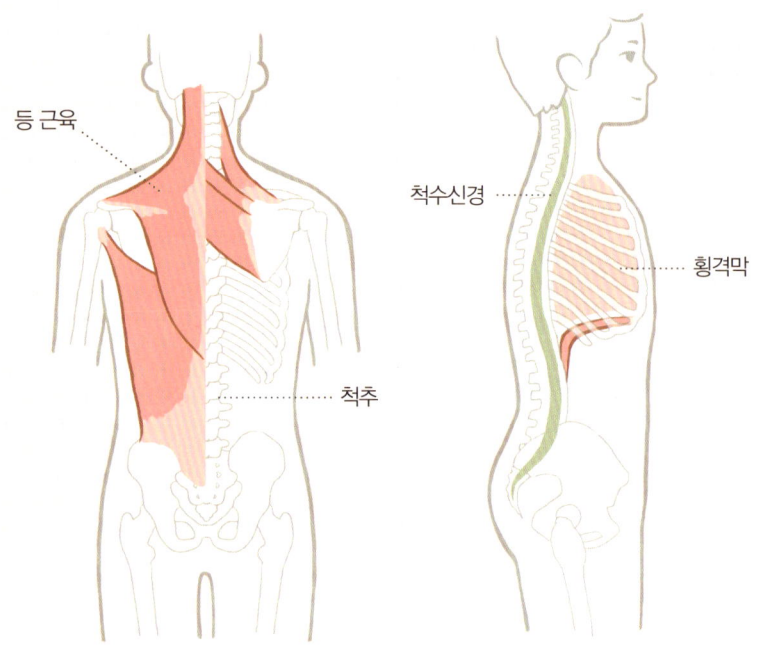

- **척수신경의 비밀** : 등심心, 뇌등장, 등끈, 등트레스, 등성城
- **척추의 비밀** : 척추 투two 만곡
- **등 근육의 비밀** : 등자루
- **횡격막의 비밀** : 등면역 S라인

등심 – 등에 마음이 있다

등에는 면역에서 가장 중요한 일을 하는 척수신경이 있다는데, 마치 뿌리가 많은 단무지처럼 생겼다. 우리 등 속에 숨어 있는 척수신경에서는 한번쯤 들어봤을 자율신경이 나온다. 자율신경의 관제탑이 이 척수신경이다.

자율신경은 그 이름에서 알 수 있듯이 알아서 무의식적으로 움직이는 신경으로 온몸에 퍼져 있다. 자율신경 덕분에 우리는 특별히 의식하지 않아도 장기의 상태를 파악할 수 있으며, 심장을 움직이는 속도를 변화시키거나 음식을 먹은 후에도 소화관을 움직일 수 있다. 우리는 자율신경의 명령으로 일상을 살아간다. 그래서 등에 마음이 있다고 말할 수 있다. 등심心이다.

마음의 개념을 문제 삼자면 논쟁은 끝도 없다. 마음을 정신과 동일시해서 뇌에 있다고 주장하는 사람도 있고, 마음을 삶의 동력이라 해서 심장에 있다고 하는 사람도 있다. 오래된 논쟁이다. 그러나 질문을 바꿔보자. 마음이 무엇인지를 떠나 마음은 어떻게 작동되며 무엇을 하는가?

마음은 많은 것을 한다. 마음이 없으면 어떤 일을 해도 헛헛하고 마음이 어긋나면 병이 된다. 일상을 온전하게 살아가게 하는 것이 마음의 작용이다. 내가 가진 오래된 습관이 마음으로 표현되는 것이기에 마음은 등에 있다. 등에 마음이 담긴 일상 습관이 있다.

자율신경은 교감신경과 부교감신경의 균형으로 항상성을 유지한다. 항상성은 외부 환경이 변해도 생체 내부의 환경을 일정하게 유지하려는 성질이다. 자율신경의 균형작용으로 더우면 땀을 흘려 몸을 식히고, 추우면 몸을 떨어 근육 마찰로 체온을 올린다. 출혈이나 탈수를 막기 위해 혈압이나 맥박의 변화를 유도하며, 산소의 과부족에 대비해 호흡을 조절한다.

혈당치가 80 아래로 떨어지면 등의 척수신경을 통해 간뇌 시상하부로 배고프다는 신호를 보내 음식물을 섭취하게 한다. 또는 시상하부에서 나온 호르몬으로 혈당을 조절하는 경우도 있다. 우리가 섭취한 음식들은 지속적으로 소화·흡수·배설·해독의 대사 작용을 하고, 체온 조절·혈액순환·호흡·면역·호르몬의 작용을 항상 유지한다. 이 모든 것을 조절하는 것이 바로 등에 있는 자율신경인 척수신경이다.

하지만 가슴이 두근거려야 할 상황이 아닌데 심장이 뛰거나, 잘못 먹은 게 없는데 설사를 하는 등 평소와 다른 이상 증세가 나타나고 그 증상이 지속된다면? 그때는 자율신경 불균형을 의심해봐야 한다. 등을 지켜야 신체의 모든 기관이 평형상태를 유지할 수 있다.

뇌등장 - 뇌와 모든 장기는 등을 통해 연결된다

뇌와 장은 등으로 연결되어 있다. 뇌는 등의 척수신경을 통해 장에게 명령한다. 비단 장뿐만 아니라 모든 장기를 연결하고 신호를 보내 명령한다. 이 연결 서비스를 하는 척수신경의 기능이 떨어지거나 잘못 전달하거나 중단되면 우리 몸은 뇌 따로 몸 따로 움직이게 된다. 뇌는 원하는데 몸이 다른 행동을 하고, 몸은 원하는데 뇌는 딴생각을 하게 되는 것이다. 뇌와 장을 연결하는 것은 등의 신경 외에 또 하나가 있다. 장에 사는 유산균이다. 그래서 면역은 장면역(유산균)과 등면역(신경)에 있는 것이다.

초연결 시대를 맞아 플랫폼 platform이 인기를 끌며 그 중요성이 더해지고 있다. 플랫폼은 기차역이나 단상 같은 의미로 주로 서로 필요한 것들끼리 연결해주는 것을 뜻한다. 모아놓고 연결하는 플랫폼에는 모든 것이 있다. 이런 플랫폼 서비스의 발달로 이제는 손님과 주인이 마주볼 필요가 없다. 중간 연결 서비스를 통해 배달하거나 키오스크, 무인결제기 같은 터치스크린으로 원하는 걸 주문하고 물건만 받아가는 시대다. 초고속 인터넷 망의 발달로 지구 반대편의 사람과도 쉽게 연결될 수 있다. 몸에서도 플랫폼 역할을 하는 곳이 있는데 바로 등이다.

등 푸는 선생의 친절한 가이드

· 뇌와 장을 연결하는 등 ·

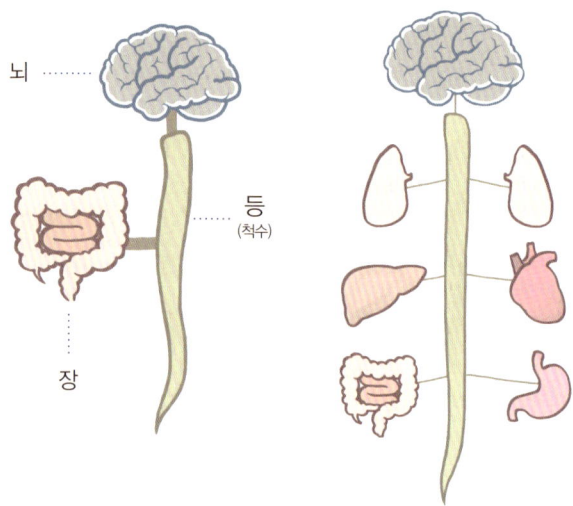

뇌와 장은 등으로 연결되어 있다. 뇌는 등의 척수신경을 통해 장에게 명령한다. 비단 장뿐만 아니라 모든 장기를 연결하고 신호를 보내 명령한다.

우리 몸속 장기와 뇌를 연결해주는 플랫폼 서비스를 등이 하고, 연결이 제대로 안 되면 면역에 빨간불이 들어온다.

사람 몸에서 만들어지는 병의 주인은 누구일까? 과거에는 뇌가 주인이었고, 그 다음에는 몸이 주인이 되었다. 현재는 원인을 알 수 없는 다양한 면역질환이 계속해서 생겨나고 있다. 그렇다면 이제는 플랫폼 역할을 하는 서비스업체, 바로 등면역에 주목해야 할 때다. 이 시대가 플랫폼을 중심으로 변화하는 것처럼 몸도 등을 중심으로 바꿔야 한다. 문제는 장기 자체가 아니라 연결하는 곳, 즉 등이다. 등이야말로 건강을 위해 가장 중요시 여겨야 할 부분이다.

유방암이 생긴 것은 유방의 문제 때문이 아니다. 유방으로 전달하는 스위치의 문제다. 이 스위치가 등이다. 등은 모든 장기를 연결하는 플랫폼이다. 그러니 신경에 보내는 신호가 등에 오래 머물러 있어서는 안 된다. 비유컨대 등은 주차장이 아니라 주유소다. 주유소는 목적지가 아니라 기름을 보충하고 목적지를 향해 떠나기 위해 잠깐 머무는 곳이다. 경유지에 차가 오래 머물러 있으면 안 된다. 주유소와 같은 등에는 잠깐 머물다가 빨리 장기나 신경으로 달려가야 한다. 등이 뭉쳐 있으면 지나가지 못하고 오래 머물러 있어야 하는 주차장이 되어버린다. 등을 풀어야 잘 연결된다.

등트레스 – 스트레스는 등으로 온다

척수신경은 온몸의 신경을 관할한다. 중추신경이자 자율신경으로 중대한 일을 맡고 있다. 신경을 바짝 쓸 때 생기는 스트레스가 이 척수신경에서 시작된다. 그래서 등은 멘탈기둥이라고 할 수 있다.

몸은 이 사실을 정확하게 안다. 누가 나에게 욕을 하며 소리를 지르는 상황을 상상해보라. 그 사람에게 배를 맞은 것도 아닌데 갑자기 배가 아프다. 이유가 뭘까? 그 소리는 나에게 무서운 감정을 불러일으키며 스트레스가 된다. 이는 등에 있는 신경에 전달되고, 그 신경이 장에 전달되어서 세로토닌이나 P물질(통증유발 물질)이 나와 통증을 느끼게 한다. 이때 스트레스는 귀가 받는 게 아니라 등이 먼저 받는다.

스트레스는 신경을 통해 등으로 온다. 등트레스다. 그래서 등면역은 신경을 많이 써 스트레스를 받으면 생기는 것과 관련이 있는 신경면역이다. 그 소리를 들어도 내가 공포를 느끼지 않고 스트레스를 받지 않으면 등을 지나가지 않는다. 당연히 스트레스가 장으로 연결되지 않는다.

이제 등이 신경을 관리한다는 것을 알았다. 이것을 알고 나면 다음 말들이 다르게 들린다. 신경 쓰인다는 말은 '등 굳으려고 하네', 신경쇠약은 '등 세울 힘조차 없다'로 해석된다. 또 신경과민은 '등 세우기만 계속하고 있네, 신경 꺼'라는 말로 해석된다. 이는 등에 힘을 빼고 유연하게 하라는 뜻으로 이해할 수 있다.

만병의 근원이라 할 수 있는 스트레스가 척수신경인 등을 통해 전달된다. 최근 피부에 센서를 부착시켜 우울증을 확인하는 장치가 개발되었다. 우울증 환자는 스트레스를 받으면 땀의 반응이 무뎌진다는 것을 원리로 개발한 장치다. 정신상태가 악화되면 뇌와 관련된 호르몬 반응에 장애가 일어나고, 자율신경계 이상을 초래한다. 이렇듯 많은 정신질환이 자율신경계 기능과 관련 있다. 이러한 자율신경계 기능을 조율하는 곳이 바로 등이다.

스트레스 받는 사람치고 자세가 좋은 사람은 드물다. 웅크리거나 고개를 숙이거나 움츠리고 있다. 우리가 늘 손에 들고 다니는 휴대전화는 250그램 정도 된다. 심장과 비슷한 무게다. 손에서 휴대전화를 놓지 않는 것은 심장을 하나 더 들고 다니는 것과 같다. 보통 가방은 1.5킬로그램 정도인데, 간과 뇌의 무게가 1.5킬로그램이다. 장에 사는 균을 다 모으면 1.5킬로그램이 된다. 스트레스를 안 받고 있다고 생각하지만 휴대전화를 오래 들고 있거나 무거운 짐을 들고 있으면 결국 척추가 휘고, 등 근육에 무리가 생겨 저절로 스트레스를 받는다. 등을 펴는 것이 스트레스 해소의 첫걸음이다.

등끈 – 등과 장을 연결하는 소통의 핵심

　등은 장기에게 신호를 보내 장기를 움직인다. 등 속 척수신경과 몸속 장기를 연결하는 끈이 있다고 생각하면 이해하기 쉽다. 신경선이 끈처럼 연결하는 것이 등끈이다. 등과 장기가 등끈으로 연결되어 있다는 것을 단적으로 보여주는 사례를 우리는 이미 목격했다. 2018년 러시아 월드컵 축구 조별리그, 독일과의 경기에서 국가대표 이용 선수가 급소를 맞고 쓰러졌다. 그때 주치의가 꼬리뼈 주위를 두드리며 응급조치를 하는 장면을 보았을 것이다.

　이용 선수는 명문구단인 레알 마드리드의 미드필더 토니 크로스를 마크하던 중 공에 급소를 맞아 엄청난 고통을 호소하며 자리에서 일어나지 못했다. 고환에 시속 460킬로미터 속도로 신경자극이 전해졌을 테니 통증이 엄청났을 것이다. 심지어 생명이 위험할 수도 있었다. 이때 주치의가 이용 선수의 허리와 엉덩이, 꼬리뼈 주변을 계속 두드린 장면은 매우 인상적이다.

사람의 생식기는 허리, 엉덩이와 신경으로 연결되어 있다. 척수 신경이 모여 있는 등 부분을 자극해서 통증을 줄여주려는 훌륭한 응급조치였다.

등과 장기의 등끈이 끊어지거나 잘못 전달되면 고생하고 손해 보는 쪽은 순전히 내 몸이다. 이 등끈이 상하지 않도록 등을 풀어줘야 한다. 면역의 두 축인 등과 장도 등끈으로 소통한다. 등 바로 앞에 장이 있다. 등과 장은 비교적 가깝다. 이 가까운 이웃은 등 속에 있는 척수신경에서 나오는 신경선으로 소통한다.

한편 장 속으로 들어온 음식들은 혈관을 통해 등으로 가서 등을 먹여 살린다. 혈관과 신경을 연결하는 것이다. 장은 등에게 음식을 제공하고 등은 장에게 신경을 제공한다. 이 거래가 깨지는 걸 '등쳐먹는다'고 얘기할 수도 있겠다. 이때 등장 밑이 어두워진다. 오히려 '먹고 등치자'가 장과 등을 위하는 길, 즉 면역을 위하는 길이다.

이렇게 장과 등이 연결되어 있으면서 밖에서 일어나는 일과 안에서 벌어지는 일을 서로 주고받으며 연락을 한다. 장뇌 판단력이 건강을 좌우하고, 그 연결을 등에서 하는 것이다. 그래서 결국 면역은 앞과 뒤, 즉 장과 등의 대화가 결정한다.

등성 – 성처럼 우리를 보호하고 지켜주는 등

등은 나를 지키는 성城이다. 그래서 이를 등성城이라 지칭한다. 등은 적에게서 성 안의 사람들을 보호하듯 통증을 반사한다. 우리 몸은 외부에서 오는 통증에 두 가지로 반응한다. 반사하거나 흡수한다. 예를 들어 누가 내 피부를 때렸다고 해보자. 통증을 반사해버리면 몸의 장기나 세포로 전달되지 않는다. 반면 흡수하면 몸 전체에 퍼져 있는 세포를 깨워서 지속적으로 아프다고 느끼도록 반응한다. 한 반응은 반사적으로 피하고, 또 한 반응은 온 동네가 아프도록 흡수하는 것이다. 이런 반응을 하는 말초신경세포는 몸 전체에 분산되어 있다.

말초신경세포 한 가닥을 자세히 보면 마치 야채김밥 같다. 김밥 안에 당근·단무지·우엉이 들어 있듯이 감각신경과 운동신경, 자율신경이 말초 신경 안에 함께 들어 있다. 그래서 감각신경에 이상이 생겨 계속 저리다고 느끼면 운동신경에도 이상이 생겨 마비가 오고, 자율신경에도 이상이 생겨 이상감각을 느끼게 된다.

말초신경에도 흡수하기와 반사하기의 두 가지 반응이 있다. 지속적인 통증을 척수에 전달하는 역할을 하는 Tac1이라 부르는 말초신경세포는 흡수세포다. 이 신경세포는 지속적인 통증

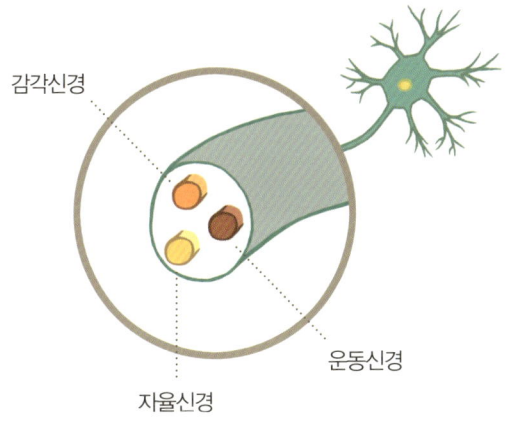

에 대해 반응하는 중요한 역할을 하지만 외부 위협에 대해 반사반응은 할 줄 모른다. 말하자면 지속적인 통증에는 몸 전체에 분산되어 있는 Tac1 같은 말초신경세포가 관여하고 피부 표면에서 반사하는 반응은 또 다른 말초신경세포가 관여한다.

등을 덮고 있는 피부에서 통증을 차단한다면 몸 전체로 퍼지지 않는다. 하지만 반사하지 못하고 받아들여 흡수한다면 몸 전체, 신체 장기에 영향을 미친다. 등부터 막아야 몸 전체로 퍼지는 통증을 차단할 수 있다. 등이 통증을 1차로 차단한다. 누가 때린다 해도 등에서 통증을 반사하고 장기로 확산시키지 않아야 한다.

반사하지 못하고 등허리신경이 '장기들아, 긴장해라' 하며 받아들여버리면 통증이 생긴다. 긴장은 통증으로 나타난다. 등통증은 이렇게 발생한다. 그러므로 등을 덮고 있는 피부에서 통증을 제한하고 멈춘다면 몸 전체로 분산되어 있는 말초신경세포의 활성을 차단할 수도 있다. 역시 등을 막아야 몸 전체 통증을 차단할 수 있다. 등으로 통증을 차단하지 못해 통증이 반복되면 중추신경은 근육을 쓰지 않고 인대만 쓰게 한다. 결국 자세가 안 좋으면 근육이 일을 안 하고 인대가 일을 한다. 그러면 결국 인대에 염증과 통증이 생기고 끊어지기까지 하는 것이다.

등에서 반사하지 못하고 통과시켜 흡수하면 맞지 않아도 어깨가 아프다. 어깨를 맞지 않아도 어깨가 아픈 것은 간의 연관통이다. 간에 문제가 있을 때 어깨가 연관되어서 아플 수 있다는 뜻이다. 모든 장기와 연결하는 길은 등에 있는 척수신경이다. 등의 신경을 통하지 않고 간이 바로 아플 수는 없다. 간으로 연결된 신경이 통증을 차단하지 못하고 받아들여서 간이 아픈 것이다. 간은 늘어나야 통증을 느낄 수 있기 때문에 뇌는 간 대신 어깨로 통증을 느끼도록 만든다. 그래서 등의 척수신경을 지키는 것이 통증으로부터 몸을 지키는 첫 번째 방법이다.

척추 투 만곡 – 등을 펴야 척추 만곡이 살아난다

신체의 후면back인 등에는 척추가 있다. 목뼈(경추)부터 등뼈(흉추), 허리뼈(요추), 꼬리뼈(천추)까지 4구역의 뼈가 연결된 기둥이다. 이 뼈는 만곡이 있다. 직선이 아니라 활처럼 부드럽게 휘어져 있는 모양이다. 척추 투two 만곡이다. 용수철처럼 탄성을 지녀 무게를 분산시키고, 외부의 충격을 완화하는 역할을 한다. 그런데 이러한 커브 모양이 일자로 변형이 되면 각종 통증과 질환의 원인이 된다.

여기서 재미있는 점은 이 뼈의 만곡이 처음부터 생긴 것은 아니라는 점이다. 등뼈 만곡과 골반 만곡은 태아 때부터 타고 나지만 목뼈 만곡, 허리뼈 만곡은 태어나서부터 서서히 나타난다. 목뼈 만곡은 출생 후 3~4개월 즈음 생긴다. 목을 가눌 수 있게 되면서 점차 전만 상태가 된다. 100일 잔치는 목뼈 만곡 잔치라고도 할 수 있다. 그리고 허리뼈 만곡은 출생 후 12개월인 돌 즈음 나탄다. 일어서고 걷기 시작하면서 점차 전만 상태로 부드럽게 휘어지는 것이다. 돌잔치는 허리뼈 만곡잔치인 셈이다.

인체구조를 곰곰이 따져보면 이유를 금방 알 수 있다. 태어날 때부터 굽어 있는 등뼈와 꼬리뼈는 다른 뼈와 연결된 채 고정되어 있다. 등뼈는 갈비뼈와 연결되어 있고, 꼬리뼈는 골반뼈와 연결되어 있다. 반면 목뼈는 식도, 혈관, 신경을 앞에 두고 허리뼈는 장기들과 혈관, 신경을 앞에 두고 있는 구조다. 즉 목뼈와 허리뼈는 다른 뼈로 고정되어 있지 않아 쉽게 흔들린다. 목과 허리는 이어져 있어 두 곳 중 한 곳이 불균형해도 영향을 받게 마련이다. 굽은 등과 거북목은 세트다. 등을 펴면 불안정한 2개의 만곡을 바로잡고 목뼈와 허리뼈의 만곡을 지킬 수 있다.

등 푸는 선생의 친절한 가이드

• 뇌의 착각, 연관통(referred pain) •

신체 어느 부위에 이상이 생기면 우리 몸은 통증으로 이상 신호를 알린다. 보통은 아픈 부위에 문제가 있다고 생각하기 쉽지만 통증 발생 부위와 이상이 생긴 부위가 일치하지 않는 사례도 있다. 이를 **연관통**이라고 한다. 내부 장기에 염증이나 문제가 생겼을 때 뇌는 여러 가닥의 감각을 하나의 감각신경을 통해 받아들이면서 통증이 발생한 부위를 명확하게 구분하지 못한다. 그래서 실제 문제가 생긴 장기와 떨어진 부위에서 통증을 느끼게 된다. 이때 뇌는 여러 신경 중 가장 익숙한 신경 하나만 선택해 통증을 느낀다. 그래서 몸속 장기 통증을 피부 통증으로 느끼기도 한다. 그 이유는, 발생학적으로 같은 연관성을 지닌 것들은 이런 뇌의 착각을 불러일으킬 수 있기 때문인 것으로 추정한다.

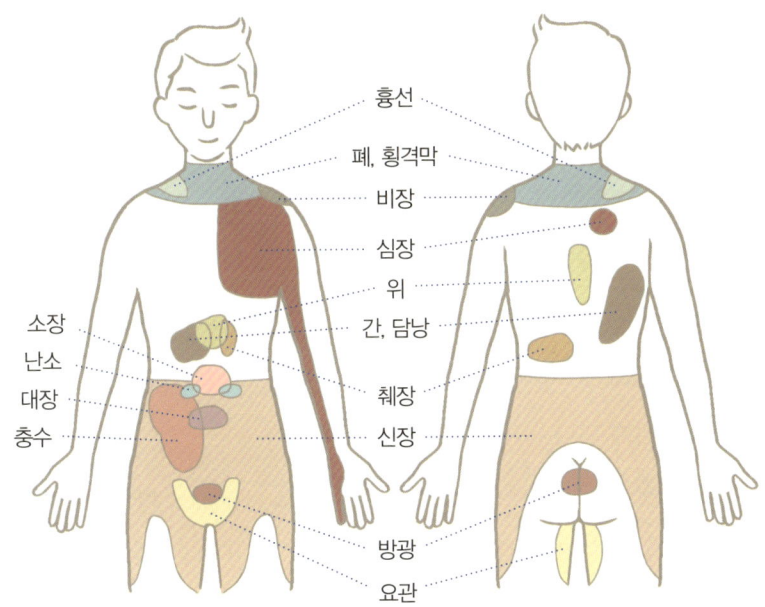

심장 … 왼쪽 팔 안쪽, 왼쪽 손바닥 통증
간 … 오른쪽 어깨 통증
담석 … 오른쪽 어깨 뒤 통증
식도 … 왼쪽 어깨 앞 통증
폐 … 왼쪽 어깨 통증, 오른쪽 견갑골 통증, 목 앞 통증
위 십이지장 … 왼쪽 척추 통증
췌장 … 오른쪽 견갑골 아래 허리 통증
신장 … 허리, 허벅지 통증

등자루 – 등 근육이 등과 척추를 보호한다

 등 근육이 척추를 감싸고 있다. 등 상부의 긴 다이아몬드 모양의 큰 근육 승모근, 등 하부의 큰 근육으로 이소룡의 상징이라 할 수 있는 광배근, 척추를 감싸고 있는 기립근, 날개뼈 안쪽의 능형근이 주요 근육이다. 등 근육이 부실하면 자세가 무너진다. 만약 가슴 근육이 등 근육보다 크고 강하면 몸 앞뒤의 균형이 맞지 않아 어깨가 앞으로 당겨지게 되므로 결과적으로 등이 굽어지게 된다.

 등 근육의 특징을 살펴보기 위해 척추와 근육을 분리해서 생각해보자. 근육 따로 척추 따로 생각하는 것이다. 조금 더 쉽게 분리하는 상상을 위해 칼에 비유해보자. 칼은 칼등과 칼자루, 칼집으로 분리된다. 칼에는 칼자루가 있어 손을 보호하고 칼집이 있어 칼을 보호한다. 칼을 자주 갈아주고 칼집에 잘 보관하면 오래 잘 쓸 수 있다.

 등에는 등자루 역할을 하는 근육이 있어 등을 보호하며 척추가 있어 신경을 보호한다. 칼을 갈아 칼집에 잘 넣어두면 오래 잘 쓰듯 등 근육을 유연하게 움직이면서 척추를 잘 세워 신경을 보호해야 오래 잘 쓸 수 있다. 등 근육을 굳게 하는 것은 칼을 갈지 않는 것과 똑같다. 그러면 신경과 척추가 제 역할을 못 한다.

근육은 등을 보호하지만 척추는 등에서 보내는 신경을 보호한다. 칼을 갈 듯 등 근육을 마사지하고 풀어줘야 하는 이유다.

근육이 굳어지면 신경이 뭉친다. 그래서 소화가 잘 안 될 때도 등을 펴는 것이 중요하다. 실제로 체했을 때 등을 만져주면 더부룩한 속이 풀린다. 뭉친 신경을 풀었기 때문에 소화가 되는 것이다. 근육이 뭉쳤다는 것은 매듭지어져 있다는 의미다. 급성통증은 단순 매듭이고 만성통증은 꼬인 매듭에 비유할 수 있다. 피가 통하지 않고 신경신호가 지나가지 못하니 산소가 전달되지 않아 아픈 것이다.

근육은 혈액을 돌리는 힘의 원천이다. 위기상황에는 평상시의 12배나 되는 혈류량이 필요하다. 이 근육의 유연성에 따라 면역의 정도가 판가름 난다. 척수신경과 척추 건강을 지키기 위해서는 먼저 등 근육을 유연하게 지키는 것이 우선이다.

등면역 S라인

등 앞쪽에 붙어 있는 횡격막은 숨겨진 면역 S라인이다. 횡격막은 흉강과 복강을 나누어서 가로막이라고도 부르는 근육성의 막으로 포유류에게만 있다. 호흡근에서 가장 중요한 근육으로 둥근 지붕 모양으로 생겼으며, 원형의 중앙 부위는 나뭇잎 3개를 붙여 놓은 모양의 힘줄이 있다. 바로 이 횡격막에 목에서부터 허벅지까지 몸을 세로로 잇는 주요 근육들이 붙어 있다. 흉쇄유돌근에서부터 흉근으로 연결되어 앞쪽에서 시작해 뒤 허리(12번 흉추와 요추 1~4번)를 지나 장요근을 거쳐 허벅지 안쪽에 붙어 발끝까지 연결된다. 횡격막 위에는 양쪽 폐 2개, 심장 1개가 있다. 횡격막을 뚫고 지나가는 것은 식도, 대동맥, 대정맥 3개다.

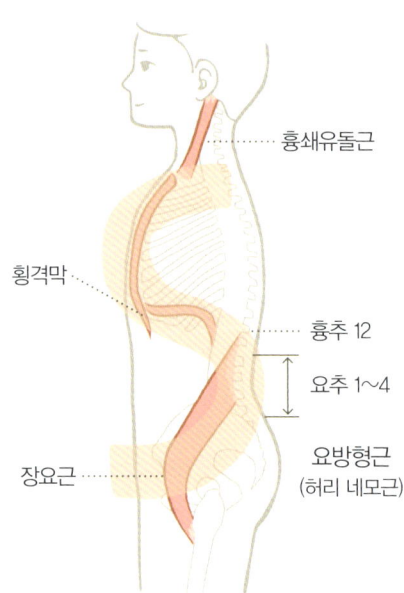

횡격막은 강력한 호흡근이다. 숨을 들이마실 때 횡격막이 수축해 아래로 내려가고 흉강이 확장되며 폐의 부피가 늘어난다. 숨을 내쉴 때 횡격막이 이완되며 흉강이 줄어들고 폐의 부피가 줄어든다. 이렇게 호흡을 할 때 횡격막이 움직이면 연결된 근육도 위아래로 움직인다. 위로는 흉강을 확장·수축시키는 근육인 늑간근, 전거근, 능형근, 외복사근을 움직인다. 아래로는 횡격막이 수축 이완할 때 장요근과 요방형근이 붙어 있는 근육들도 수축·이완을 한다. 특히 장요근은 하지의 내전근과 대퇴근막장근과 연결되고 근막에 의해 발끝까지 연결된다.

호흡을 잘하면 횡격막이 움직여 몸 전체의 근육을 움직인다. 또 등 척추에 연결되어 척추를 세워준다. 따라서 호흡과 등 면역은 깊은 관계가 있다. 횡격막이 완전하게 수축과 이완을 해야 모든 근육이 움직여 정맥 안의 판막이 잘 열리고 잘 닫힌다. 그래야 정맥순환과 혈액순환이 이루어져 자연치유의 에너지기 니온다. 횡격막은 단순히 흉강과 복강을 나누는 역할만 하지 않는다. 수축과 이완을 통해 장기를 싸고 있는 공간의 압력을 조절함으로써 장기들을 제자리로 돌려놓는 힘이 있다. 등을 펴고 호흡을 하면 몸 횡격막이 움직여 몸 전체의 근육이 운동한다.

2장

WHERE
등 구석구석

자율신경의 균형을 잡아라

　자율신경을 제대로 알지 못하면 나무만 보고 숲을 보지 못하는 치료를 하게 된다. 아픈 부위만 치료할 뿐 넓고 큰 시야를 잃어버린다. 자율신경이 어떤 기능을 하는지 잘 알지 못하기 때문에 질병이 한꺼번에 생기는 동안 몸의 자율방어시스템인 면역을 간과하게 된다. 척수신경은 그만큼 중요하다.

먹고 쉬면서 가끔 일하라

　이 척수신경이 있는 등은 교감과 부교감의 전쟁터라고 할 수 있다. 일반적으로 교감신경은 긴장할 때, 부교감신경은 쉴 때 활성화되는 것으로 알려져 있다. 교감신경은 주로 'fight or flight'라 부르는 싸우거나 피하는 신경이고, 부교감신경은 'rest or digest'라 부르는 쉬거나 소화하는 신경이다. '먹을 때는 개도 안 건드린다'라는 말이 있는 이유고 '싸울 때는 물도 체한다'는 말이 가능한 이유다. 좀 더 쉽게 말하자면 뭘 잘하려고 애쓸 때는 교감신경이, 세상 편하게 이완할 때는 부교감신경이 활성화된다.

사람은 늘 긴장하거나 늘 쉬기만 해서는 건강하게 살 수 없다. 이 둘이 조화를 이뤄야 한다. 마찬가지로 두 가지 자율신경의 균형이 절대적으로 중요하다. 긴장하며 일하고 편안하게 휴식하는 비율은 대략 2대 1 정도가 적당하다. 하루 24시간 중 16시간 정도 활동하고, 8시간 정도 수면과 휴식을 취하는 일상의 리듬 역시 2대 1 비율로 움직이고 있는 셈이다.

교감신경이 우세할 때 우리 몸에서 만들어지는 백혈구인 과립구와 부교감신경이 우세할 때 만들어지는 백혈구인 림프구의 비율도 딱 2대 1이다. 과립구와 림프구의 균형이 깨진다는 것은 자율신경의 균형이 깨진다는 뜻이다. 심각한 염증과 암에 걸린 몸은 과립구의 비율이 눈에 띄게 증가하는 것을 볼 수 있다.

자율신경의 불균형은 신호를 보내 명령하는 여러 장기들의 균형이 깨졌다는 의미다. 동공을 더 크게 떠야 하는데 작게 떠서 시야가 어둡고, 위가 더 움직여야 하는데 덜 움직여 소화가 안 되고, 장이 잘 움직여야 하는데 덜 움직여 변비에 걸리게 한다. 또한 자율신경을 이해하는 데 중요한 것은 쉬거나 먹으면서 소화시키는 일이 건강의 기본이라는 점이다. 우리 몸은 이완하면서 쉬고 있는 편안한 상태가 기본이다. 먹고 쉬면서 가끔 일해야 하는데, 죽도록 일만 하다가 가끔 쉬고 급하게 먹는 건 아닌지 스스로의 삶을 돌아보자.

교감신경은 등허리에 꼿꼿
부교감신경은 목꼬리에 느슨

부교감신경은 쉬고 있는 편안한 상태, 즉 원위치에 있는 기본적인 상태를 유지하는 신경이다. 반면 교감신경은 일하거나 신경을 쓰며 긴장할 때, 즉 원위치를 벗어날 때 필요한 신경이다. 쉬고 있는데 누가 건드리면 화가 나는 이유도 이 때문이다. 원위치를 유지하면서 에너지를 축적하고 있는데, 갑자기 그 위치가 깨지면서 에너지를 써야 하는 상황으로 전환되는 게 불편해서다. 그 불편이 화나 짜증으로 나타난다.

에너지 차원에서 보면 원위치를 유지하는 데 쓰는 에너지보다는 원위치에서 벗어난 것을 제자리로 돌리려고 할 때 에너지가 훨씬 많이 소모된다. 그래서 교감신경은 태생적으로 부교감신경보다 에너지를 많이 쓸 수밖에 없다. 몸의 중심부인 등(이때는 후면 전체가 아니라 신체 부위의 등을 말한다)과 허리에 자리 잡고 있는 이유다. 장기들과 좀 더 긴밀한 연결이 필요하기 때문에 중심에 모여 있는 것이다. 또 몸에 뭔가 문제가 생겼을 때 어느 쪽 장기에 혈액이 더 필요한지 판단해야 하기 때문에 우리 몸의 가운데서 긴밀한 조율을 한다.

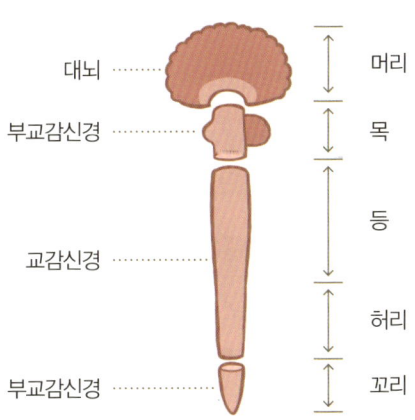

반면에 부교감신경은 몸의 끝부분인 목 쪽(머리에 가까운 목 쪽이지만 편의상 목 쪽이라고 하겠다)과 꼬리 쪽에 자리 잡고 원위치를 유지하는 간단한 기능을 한다. 몸의 위치와 기능으로 재정의하면 교감신경은 등허리신경, 부교감신경은 목꼬리신경이다. 편의상 부위별로 설명했지만 뇌와 척수신경은 서로 연결되어 있다. 이제 자율신경을 실감 나게 이해하기 위해 이름을 바꿔보면 어떨까. 교감신경을 등허리신경, 부교감신경을 목꼬리신경이라고 부르자.

등허리와 목꼬리를 생각해보라. 등허리는 꼿꼿하고 목꼬리는 느슨하다. 긴장하며 일할 때는 등허리를 꼿꼿하게 세우고 이완하며 쉴 때는 목꼬리를 축 늘어뜨린다. 이것이 교감신경과 부교감신경의 단적인 이미지다.

우리는 긴장하면 나쁜 거라고 생각하는 경향이 있지만 적당한 긴장은 오히려 활력을 부른다. 긴장하고 집중해서 일하는 교감신경은 나쁜 게 아니다. 단지 바쁠 뿐이다. 똘똘하고 영리하니 바쁘게 움직이는 게 제 역할에 충실한 것이다. 부교감신경은 여유 있게 쉬는 것이 제 역할이다. 그래서 등허리신경이 목꼬리신경보다 2배 더 일하는 것이다. 부교감신경이 덜 일해서 나쁜 게 아니다. 덜 일하는 게 정상이고, 제 역할에 맞게 제대로 일하는 것이다.

예를 들어 일을 빨리 많이 하는 에너지를 가진 사람과 일을 느리게 적게 하는 에너지를 가진 사람이 동업을 한다고 생각해보자. 일을 느리고 적게 하는 사람은 자기 에너지 페이스대로 천천히 일해야 성과가 난다. 자기 본래의 에너지와 다르게 이 것저것 건드리며 속도를 내 많이 일하려고 하면, 오히려 똑똑하고 바쁘게 일하는 사람을 방해하게 된다.

등허리신경은 나쁜 게 아니라 바쁜 것이고, 목꼬리신경은 게으른 게 아니라 느릴 뿐이라는 인식의 변화가 필요하다. 이런 측면에서 보면 사람도 두 가지 유형이 있다. 등허리신경 타입과 목꼬리신경 타입으로 나눌 수 있다. 일과 성취를 통해 즐거움을 찾는 워커홀릭형 사람이 있지만 조금 느슨하게 여유를 가져야 하는 사람도 있다. 둘은 좋고 나쁜 게 아니라 다를 뿐이다.

에너지를 제대로 써라

면역의 오류 작용인 알레르기는 에너지를 잘못 쓰는 대표적인 예다. 알레르기의 어원인 allergy는 '다른'을 뜻하는 allos와 에너지, 일, 작용을 뜻하는 ergeia의 합성어로 목적과 다르게 에너지를 쓰는 것을 말한다. 본래 목적과 달리 과민반응을 하는 것이다. 즉 인체가 집먼지 진드기나 꽃가루와 같은, 몸에 해롭지 않은 외부의 원인물질을 보고 과장된 면역반응을 보여서 오히려 인체에 해로운 영향을 미치게 되는 것을 알레르기라고 한다. 이로 인하여 생기는 기관지천식, 알레르기비염, 아토피피부염 등과 같은 병을 알레르기질환이라 부른다.

에너지energy는 '사람이 활동하는 데 근원이 되는 힘'을 뜻한다. 모든 것은 에너지고 우주는 에너지의 장이다. 빌 브라이슨은《거의 모든 것의 역사》에서 평균 체격을 가진 성인은 대형 수소 폭탄 30개가 터질 때의 에너지를 가지고 있다고 말했다. 세상에 존재하는 모든 것은 그런 정도의 에너지를 갖고 있다. 에너지를 제대로 쓰는 것이 잘 살아가는 것이다.

면역질환인 알레르기는 이 에너지를 목적과 다르게 쓴다. 반면 다른 사람과 감응하며 에너지를 잘 쓰면 시너지synergy가 난다. 알레르기를 부를 때 자주 쓰는 말인 알러지는 에너지를 이상하게 쓰는 것이고, 시너지는 에너지를 제대로 잘 쓰는 것이다. 에너지를 알레르기라는 과민한 방식으로 목적과 다르게 사용하느냐 관계 속에서 제대로 사용하며 시너지를 내느냐 하는 것도 자율신경의 균형에 달려 있다.

등 푸는 선생의 친절한 가이드

· 자율신경 개념 잡기 ·

- 척수신경은 자율신경의 관제탑
- 등허리신경은 등허리에 모여 에너지를 배분하고 신경 쓰고 일하는 교감신경
- 목꼬리신경은 목꼬리에 펼쳐져 느슨하게 이완하며 신경 끄는 부교감신경
- 자율신경은 등허리신경 + 목꼬리신경의 2 대 1 작용

등은 멀티탭이다

긴장할 때 등허리신경이 활성화되고 이완할 때 목꼬리신경이 활성화된다. 그 차이를 전기에너지에 비유해보자. 목꼬리신경은 에너지를 보존하고 등허리신경은 분배한다. 에너지를 분배하는 등허리신경의 역할은 중요하다. 분배에 실패하면 장기에 전기를 제대로 보내주지 못해 병이 생기기 때문이다. 그래서 몸을 긴장하게 한다. 나눠줘야 하기 때문에 에너지를 모았다가 필요한 부분만 켜서 전기를 공급하는 방식으로 작동한다.

멀티탭처럼 생긴 신경절로 모았다가 신경을 통해 각 장기로 보낸다. 교감신경은 척추 가까이 모여 있다가 일이 생기면 제일 먼저 반응한다. 실제로 등허리에는 교감신경절이 있다.

목꼬리신경은 에너지를 보존하는 기능을 하므로 각 장기별로 1대 1 연락과 전달이 가능하다. 에너지를 보존할 때는 어디에든 저장하면 되기 때문에 복잡한 기전이 필요하지 않다. 여러 가지 경우의 수나 다른 장기와 연결할 필요 없이 직접 연락하고 전달한다. 반면 등허리신경은 에너지를 쓰는 쪽이기 때문에 분배의 능력이 중요하다. 따라서 일단 멀티탭으로 모았다가 상황을 판단해서, 어떤 장기에 에너지를 더 쓰고 어디에 덜 쓸지를 조절한다. 모아서 계산해야 필요한 장기에 필요한 만큼 분배할 수 있다.

역시 몸의 중앙인 등허리척추 쪽이 유리하다. 그래서 척추 앞에서 멀티탭으로 모았다가 내보내는 방식을 택한 것이다. 돈의 수입과 지출로 비유해보자. 돈을 받을 때는 어느 통장으로든 들어오면 되지만 돈을 쓸 때는 어디에 얼마나 많이 써야 할지 더 고민해야 하는 것과 비슷하다. 수입은 덜 신경 쓰지만 지출할 때는 여러 곳에서 들어온 돈을 모두 모아서 합리적으로 계산해 예산에 맞게 써야 한다.

등은 멀티탭이다. 스트레스를 계속 받아 등허리 근육이 굳어

신경이 모이는 등

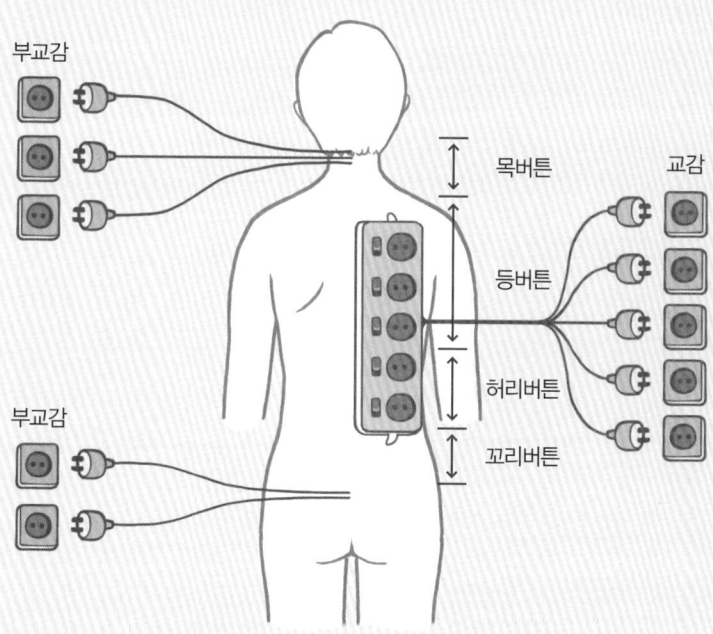

등허리신경은 에너지를 분배하기 위해 등에 있는 신경절에 모은다.
모아서 계산해야 필요한 장기에 필요한 만큼 잘 분배할 수 있다.

버리면 등허리신경을 모아서 에너지를 분배하는 멀티탭이 고장 난다. 그래서 어떤 장기로 신경신호를 보내고 혈액을 보내야 할지 혼란이 오고 결국은 장기에 이상이 와서 병이 생긴다. 등허리신경을 보호하는 일은 간단하다. 멀티탭까지 무사히 신경신호가 전달되도록 등 근육을 유연하고 탄력 있게 만들어야 한다.

목꼬리신경과 등허리신경의 균형을 잡는 법

교감신경과 부교감신경은 신체를 반대로 움직여 균형을 잡는다. 목꼬리신경은 신경을 끄고 등허리신경은 신경을 쓴다. 신경을 끄면 동공이 작아지고 침이 나오며 심장은 여유 있게 뛴다. 또 기관지는 좁아지고 위장은 잘 움직이며 췌장액을 잘 분비한다. 이때 간에서 담즙이 나와 지방소화가 잘된다. 반면 신경을 쓰면 동공이 커지고 침이 안 나오고 심장이 빨리 뛴다. 그래서 기관지는 넓어지고 위장이 안 움직이며 췌장액은 분비되지 않는다. 이때 간에서 당을 분해하느라 혈당이 올라간다.

등허리신경과 목꼬리신경의 활동 결과는 결국 당이냐 담이냐로 구분된다. 즉 등허리신경을 쓰면 당이 나오고 목꼬리신경을 쓰면 담이 나온다. 이런 몸의 변화를 이해하면 언제 무엇을 먹어야 할지도 알 수 있다. 일할 때 당이 나오므로 탄수화물을 먹고, 쉴 때 담이 나오므로 지방을 먹는 것이 좋다.

또한 등허리신경은 심장 기능을 촉진시키고, 위장 기능은 억제시킨다. 반면 목꼬리신경은 심장 기능은 억제시키고 위장 기능은 촉진시킨다. 즉 일을 하거나 집중할 때 심장 박동이 빨리 뛰면 소화가 잘 안 되지만, 마음이 편하면 심장 박동이 느려지면서 소화가 잘된다. 급한 일이 있을 때는 소화 기능을 줄이고 여유 있을 때는 심장을 쉬게 한다. 결론적으로 심장과 위장은 목꼬리신경과 등허리신경처럼 반대의 기능을 한다는 것을 알 수 있다. 먹을 때는 위장에게, 일할 때는 심장에게 신경을 양보해야 건강하다.

자율신경의 균형 잡기

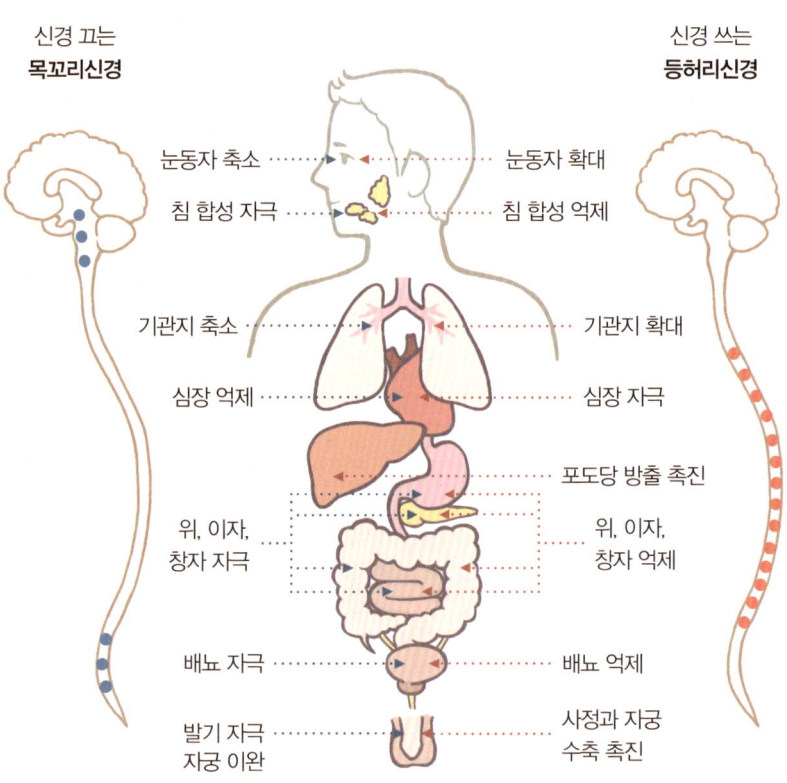

2장
―
WHERE
등구석구석

등 근육이 유연하면
신경이 안전하다

척수신경은 장기나 근육에게 신호를 보내며 우리 몸에서 면역활동을 주관한다. 그런데 신경만 근육에게 영향을 미칠까? 아니다. 근육도 신경에 영향을 미친다. 근육이 긴장해서 압력을 받으면 신경이 눌려 자극을 받게 된다. 신경과 근육은 일방통행이 아니라 쌍방향으로 상호작용한다.

근육이 굳으면 나도 모르게 신경 쓰는 것

'신경 쓰지 말라'는 말은 '근육 쓰지 말라'는 뜻이다. 다시 말해 근육을 긴장시키지지 말라는 뜻이다. 그렇지 않으면 근육이 긴장하면서 신경이 흥분된다. 지나치면 신경에 변성이 생겨 망가진다. 이런 현상이 오래돼 신경이 손상되면 과민해진다. 우리는 신경을 눈으로 볼 수 없지만 근육으로 신경을 감지할 수 있다. 어쩌면 눈으로 볼 수 있는 신경이 근육이다. 근육에 힘이 들어가거나 경직되어 있으면 신경을 쓰는 것이다. 괜찮다고 말하지만 무의식중에 근육이 긴장하면 신경이 눌려 압력을 받게 된다. 신경 쓰는 줄 몰랐는데 근육에 힘이 들어갔다면 이미 신경 쓰고 있는 것이다.

신경이 명령을 내리면 근육이 움직이듯 척수신경의 명령에 따라 장기는 움직인다. 신경과 근육의 관계를 손님과 종업원의 관계에 비유해보자. 손님이 주문하면 종업원이 주문을 받는다. 신경이 근육에게 명령을 전달하는 가장 빠른 방법은 버튼을 눌러주듯이 마사지나 지압으로 신호를 전달하는 것이다. 손님도 종업원을 빠르게 부르려면 호출 버튼을 누르지 않는가. 고래고래 소리를 질러봤자 소용없다. 종업원은 호출 버튼을 보고 움직인다.

하지만 너무 자주 누르면 근육이나 종업원이 빨리 지치고 너무 안 누르면 근육이 운동을 하지 못하거나 종업원이 필요 없어진다. 당연히 근육도 종업원도 줄어들게 된다. 눌러도 대답이 없다면 버튼이 고장 난 것이다. 근육이 굳어 있으면 신경이 명령해도 근육은 반응하지 않는다. 벨이 고장 나 종업원이 벨 소리를 못 들으면 아무리 손님이 음식을 주문해도 나오지 않는다. 그러면 결국 신경도 변하고 손님도 변심한다. 이런 신경을 되돌리는 곳이 바로 등에 있다. 신경이 변질되기 전에 등을 제자리로 돌려놓는 것이 면역을 정상으로 유지하는 가장 중요한 방법이다.

즉 근육이 신경이다. 스스로 신경 안 쓰는 쿨한 사람이라고 말하는 사람 중에는 근육의 긴장이 많아 결국 신경을 흥분시키는 사람이 다수다. 아이러니하게 이런 사람이 꼭 "저는 스트레스가 없어요."라고 얘기한다.

근육이 자주 긴장하거나, 잘하려고 애쓰는 성향이 신경을 건드려 우리 몸에서는 스트레스로 작용할 수 있다. 지난해에 인기를 끈 〈나의 아저씨〉라는 드라마에서 동훈(이선균 분)이 팀원들에게 지안(아이유 분)의 이야기를 하면서 "경직된 인간은 불쌍해."라고 말하는 대목이 인상적이었다.

사람이 경직되면 면역기능에 문제가 생겨 병에 걸릴 가능성이 커진다. 나쁜 사람이 아니라 애처로운 사람이다. 그래서 그런 경직된 사람의 기분을 풀어주며 이완시켜주는 것은 실로 엄청난 예방적 치료를 하는 것이다. 오늘도 누구의 기분을 풀어주려고 노력했다면 당신은 이미 멋진 치료를 한 셈이다.

등 근육은 부드럽고 강해야 한다

등 근육은 적당히 부드럽고 적당히 강해야 한다. 반액 반고 semiliquid, semisoild 상태여야지 액체가 되면 안 된다. 그러면 형체가 허물어진다. 그렇다고 완전 고체도 아니다. 적당하게 딱딱하고 적당하게 부드러워야 한다. 도토리묵이나 젤리 같은 상태라 볼 수 있다. 이는 잘 들어오고 잘 나가도록 설계된 신체의 순환 구조다.

뭐든지 일방적일 때 문제가 된다. 이것을 결정하는 것이 지방의 비율이다. 그래서 세포의 마지막을 지방이 포장한다. 지방의 비율이 적절하게 잘 되어 있는 것이 바로 식물이다. 식물의 줄기는 휘청거릴지언정 부러지지 않고 잘 버틴다. 사람의 등 근육도 식물 줄기처럼 적당히 부드러워야 면역활동을 제대로 할 수 있다.

흔히 이렇게 말한다. 강한 것은 그르고 부드러운 것은 옳다고. 그러나 강하면서 부드러운 것이야말로 언제나 옳다. 부드럽기만 한 것은 강한 것이 아니다. 부드러움과 강함이 함께 존재할 때 어디서든 접속하는 유연함이 나온다. 부드러운 것을 만났을 때는 부드럽게, 강한 것을 만났을 때는 강하게 대응해야 한다. 등 근육도 마찬가지다.

근육이라고 해서 같은 근육이 아니다. 근육마다 결이 다르다. 지갑에 비유해보자. 1,000원짜리 30장을 채운 지갑과 5만 원짜리 30장을 채운 지갑은 겉으로 보기엔 둘 다 빵빵하지만 그 가치가 다르다. 근육의 가치는 탄력에 의해 결정된다. 고정된 것이 아니라 상황에 맞게 대응할 수 있는 탄력적인 근육이 유연하고 가치 있다. 등을 구부릴 때 구부렸다 다시 펴 제자리로 돌아오는 탄력은 등 근육의 유연성에서 나온다. 등 근육이 아예 없어서 부드럽기만 한 것은 바람직하지 않다. 적당한 근육으로 탄력성이 있는 등 근육이 면역에 좋다.

2장

WHERE
등구석구석

건강습관은 긴뇌에 저장된다

　인간은 생각하는 동물이다. 호모 사피엔스 Homo sapiens라는 인류가 위대한 지식과 문화를 창조할 수 있었던 것은 뇌 용량이 커지면서 가공된 도구와 언어를 사용할 수 있었기 때문이다. 인간의 뇌는 신경세포인 뉴런 약 300억 개가 집합된 정보처리용 슈퍼컴퓨터 같다.

등은 긴뇌다

　다른 동물에 비해서 인간 뇌의 특징은 대뇌가 극단적으로 크다는 것이다. 뇌의 75퍼센트를 차지하는 대뇌의 표면은 대뇌피질이라는 주름이 있어 이 주름을 펼치면 표면적이 신문지 한 면 크기(A2사이즈)나 된다. 때문에 인간의 뇌를 1.4킬로그램의 신비로운 우주라고 칭하기도 한다.

생각과 이성을 주관하는 뇌는 오랫동안 연구의 대상이었으며, 최근 뇌과학과 AI(인공지능)로 더 활발해지고 있다. 뇌는 인간 중추신경계의 주요 기관으로 인간 실체를 표현하는 유일한 기관이다. 사람을 사람답게 만드는 것이 뇌라는 것은 반론의 여지가 없다. 그런데 과연 두개골로 둘러싸인 뇌만 뇌일까? 두개골 속에서 벌어지는 복잡한 뉴런 활동만이 인간의 의식이라고 할 수 있을까?

생각해보라. 당신은 지금 의식적으로 뇌를 사용하고 있는가? 어떤 정보든 대뇌로 생각하는 것 같지만, 그렇지 않다. 펜을 드는 상황만 봐도 그렇다. '펜을 들 때 펜 심지에서 2센티미터 위쪽을 두 손가락으로, 1센티미터 간격 너비로 적당한 힘으로 잡아야지'라고 하나하나 생각하지 않는다. 그냥 평소 하던 대로 펜을 잡는다.

문을 열고 닫거나 계단을 내려가는 행위는 특별하게 의식하거나 계산하지 않아도 자연스럽게 몸을 움직여서 하고자 하는 바를 한다. 책을 읽는 행동, 밥을 먹는 행동 등 일상적인 모든 행동을 하나하나 의식하고 판단해서 하는 사람은 없다. 사실 우리는 일상의 많은 부분을 무의식적이고 습관적으로 한다. 즉 뇌를 쓰고 있지 않다는 것이다. 뇌가 대단히 많은 일을 한다고 생각하지만 착각이다. 사실 우리 몸의 정보 중 적게는 10퍼센트 정도만 대뇌까지 올라간다. 나머지 90퍼센트는 소뇌와 척수, 시상에서 처리한다.

일상생활에서 대뇌를 쓰는 경우는 생각보다 적다. 비유하자면 대뇌는 회장실이다. 정말 어렵고 까다로우며, 중요한 결제사항만 올라간다. 일상적인 처리를 하는 사무원은 척수신경, 즉 등이다. 평소의 행동기억을 척수신경에 저장한다. 등의 척수신경은 장기와 근육을 연결하고 자율신경을 전달하고 명령하는 등 많은 판단을 하고 있다. 이렇게 보면 대뇌만 뇌라고 할 수 없다. 둥글게 생긴 대뇌가 뇌의 대표선수이긴 하지만 대뇌만 판단하는 것이 아니다. 대뇌의 판단 외에 등 척수의 판단력에 의해 많은 것을 하며 살아간다. 등은 긴뇌다.

장은 장뇌다

장과 뇌의 연관성은 이제 공공연한 사실이다. 장을 제2의 뇌라고 부르는 이유는 간단하다. 장의 점막이 뇌처럼 판단하고 생각하기 때문이다. 실제 면역의 70퍼센트가 소장과 관련 있다. 음식을 먹었을 때 흡수되는 곳이 소장이기 때문이다. 나머지는 지나가는 곳일 뿐이다. 영양분이 흡수되면서 균도 들어올 수 있고, 독소도 들어올 수 있는 곳이니 소장에 면역이 있는 것이다. 또 장은 변을 만들고 변을 배설하는 곳이라고 생각하지만 더 중요한 것은 변을 판단하고 가려내는 곳이라는 점이다. 어떤 성분을 받아들이고 배척할지 소장에서 결정한다. 배척되면 배설될 것이고, 받아들이면 몸 안에 들어온다. 이를 결정하고 판단하니 소장은 뇌라고 할 만하다.

유산균은 소장의 점막에서 수비수 역할을 한다. 유산균이 좋은 비율로 장내에 있으면 아무리 나쁜 걸 먹어도 걸러낼 힘이 생긴다. 그런데 이 수비수가 없어지면 아무리 좋은 걸 먹어도 유해물질을 만들면서 우리 몸에 흡수된다. 흡수되느냐 마느냐 하는 결정이 소장 점막에서 이루어지고, 그곳에 유산균이 살고 있기 때문에 유산균이 면역 조절을 하는 것이다. 장 점막은 들어온 음식을 판단해서 흡수 또는 배설해 각종 분비물을 조절하는 뇌다.

장은 음식 소화뿐만 아니라 면역기능과 호르몬과 감정조절까지 한다. 그래서 장이 나빠지면 정신질환이나 치매도 올 수 있고 우울해지기도 한다. 인간의 신경활동과 장내 미생물 사이의 연관성을 입증하는 연구가 점점 늘어나고 있다. 최근 제론 레이스 벨기에 루뱅 가톨릭대 레가의학연구소 교수팀은 특정 장내 미생물이 사람의 우울증 발병에 영향을 미칠 수 있다는 연구결과를 〈네이처 미생물학〉에 발표했다. 장내 미생물은 다양하다. 활력과 관련 있는 장내 미생물이 있고 통증과 관련 있는 장내 미생물도 있다. 또 파킨슨병과 관련한 도파민 대사물 합성에 연관된 장내 미생물도 있다.

우울증 환자와 보통 사람들을 비교해보니 일부 장내 미생물의 수가 달랐다. 보통 사람의 장에서 염증을 치료하는 물질이나, 신경을 활성화해 기분이 좋아지게 하는 뇌 속 '도파민' 관련 물질을 생산하는 미생물 두 종이 우울증 환자에게는 없었다. 그 대신 우울증 환자는 염증성 장질환인 '크론병'을 잘 일으키는 장내 미생물과 신경 활동을 억제하는 뇌 속 물질인 가바 GABA를 만드는 미생물이 많았다.

요약하면, 우울증 환자의 장내 미생물은 신경세포의 활성을 최대한 억눌러 우울감을 느끼게 하고, 염증을 늘려 퇴행성 뇌질환을 불러왔다. 좋아하는 음식을 먹고 기분 좋게 식사를 마쳤다고 치자. 이 기분을 만드는 것이 뇌가 아니라 장내 미생물이라는 애기다. 장은 그냥 장이 아니라 뇌다.

세 가지 뇌 – 둥근뇌, 긴뇌, 장뇌

이렇게 장 점막과 척수도 판단을 하니 뇌의 개념에 대한 인식의 전환이 필요하다. 이제 면역의 관점에서 뇌를 다시 정의해보자. 뇌는 둥근뇌, 긴뇌, 장뇌 세 가지로 나뉜다.

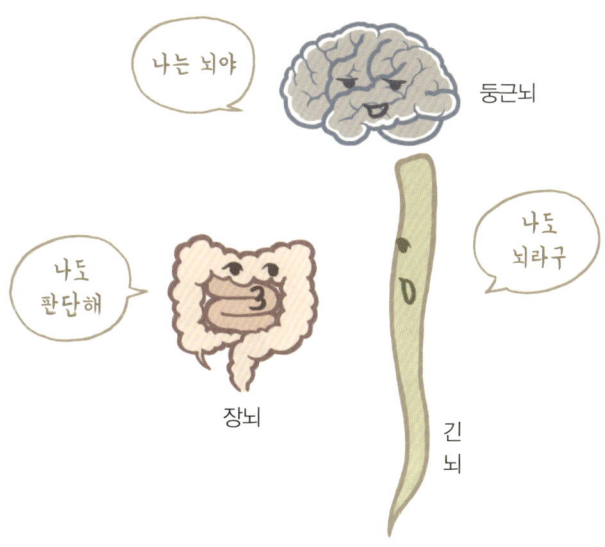

둥근뇌는 두개골에 둘러싸인 대뇌, 특히 전두엽과 변연계다. 전두엽은 깊고 골똘한 생각을 할 때 쓰는 뇌로, 장기 기억을 관장한다. 일상생활을 할 때 자주 쓰는 뇌는 아니다. 코와 미간 사이를 뚫고 들어가면 있는 변연계는 코뇌나 감정뇌라고도 할 수

있는데, 감정과 짧은 기억을 관장한다. 긴뇌는 척수신경이 있는 등이다. 많게는 90퍼센트 정도가 대뇌와 무관하게 긴뇌의 척수신경에서 판단하고 행해진다. 평소의 행동기억을 척수신경에 저장하기 때문에 대뇌와 상관없이 척수신경의 습관으로 생활한다.

이런 이유로 척수신경이 뇌의 명령을 받지 않고 자율적으로 심장이나 혈관, 위, 땀샘 등의 활동을 조정하는 자율신경계가 되는 것이다. 우리는 일상생활을 할 때 둥근뇌가 아니라 이 자율신경에 저장된 습관을 쓴다. 습관은 긴뇌에 저장된다. 신경 안 쓰고 자율신경이 알아서 내 몸의 균형을 맞춰준다. 이런 습관으로 건강이 지켜지는 셈이다. 대뇌도 중요하지만 척수신경에 신경 쓰는 것이 우리가 할 수 있는 일이다.

일상생활은 그냥 무심코 습관대로 하게 된다. 그래서 긴뇌가 중요하다. 우리는 대부분 등이라는 긴뇌를 쓰고 산다. 사실 우리는 두개골에 숨겨진 뇌를 잘 모른다. 그렇다면 내가 직접 볼 수 있고, 내가 만져서 치료할 수 있는 긴뇌를 먼저 살펴야 한다. 밖에서 만져지는 긴뇌를 통해 구체적인 건강습관을 만들 수 있다. 소소하지만 확실한 건강을 챙길 수 있는 뇌다. 면역에 좋은 건강한 습관을 긴뇌에 많이 저장하는 것이 중요하다. 그래야 신경 안 써도 자율신경이 알아서 잘 활동한다. 긴뇌에 이 습관을 잘 들이면 병의 90퍼센트를 호전시킬 수 있다.

둥근뇌는 응급 상황에 처했을 때 의사들이 보는 곳이다. 보이지 않는 내 둥근뇌를 맡기기 전에 내가 스스로 점검할 수 있는 긴뇌에 주목해야 한다. 잊지 말자. 사람의 본성은 등의 척수신경에 저장되고, 감정은 포유류의 뇌인 변연계에 저장된다. 그리고 이성은 영장류의 뇌인 대뇌피질에 저장된다.

장 점막과 유산균이 음식물을 판단해 영양분을 흡수하는 장에 유해균이 많다면 우리 몸에 좋은 것이 아니라 유해한 균 자신에게 좋은 것을 받아들일 것이다. 이것을 말리고 조율하는 것이 척수신경이 있는 등이다. 스트레스로 등이 굳으면 유해균의 활동을 말릴 수 없다. 장과 등도 뇌처럼 판단한다. 결국 ㄱ자를 잘 지키면 우리 몸은 안전하다.

우리의 습관은 긴뇌에 저장된다

이제 새로운 뇌를 알았으니 뇌를 똑똑하게 잘 쓰는 법을 살펴보자. 둥근뇌, 긴뇌, 장뇌 세 가지를 각자의 역할에 맞게 잘 쓰는 것이 중요하다. 먼저 운동하는 방법은 어떻게 다를까. 둥근뇌를 잘 쓰는 운동법은 운동을 잘하려고 노력하는 것이다.

나아가 둥근뇌와 긴뇌를 다 같이 잘 쓰는 운동법은 운동을 잘 해야 할 타이밍에 잘하는 것이다. 장뇌 운동은 먹은 것을 잘 소화하도록 장요근을 자극하는 코어운동을 중심으로 하는 것이다. 결국 긴뇌는 운동습관을 만들어 저장하는 뇌이고 여기에 감정을 담아 판단하는 것은 둥근뇌인 감정뇌와 대뇌다.

평소 실력은 긴뇌에 저장된다. 예를 들어 시험을 치지 않는다고 해도 긴뇌에 저장되면 언젠가 실력을 발휘할 수 있다. 평소 실력이란 습관처럼 배어 있어 언제든 꺼내 쓸 수 있는 것이다. 습관이 중요한 이유다. 습관이 좋은 사람을 둥근뇌를 써서 하루아침에 따라잡을 순 없다. 우리 몸의 원리가 그렇다. 이런 점들을 고려한다면 긴뇌의 중요성은 아무리 강조해도 지나치지 않을 정도다.

일상생활에서는 가급적 긴뇌를 써라

사람이 두 발로 걷고 움직일 때는 주로 긴뇌를 사용한다. 걸으면 등이 움직인다. 자연스레 긴뇌를 쓴다. 움직인다는 것은 긴뇌, 즉 등을 펴 유연하게 만들어준다는 것이다. 등이 고정되어 있으면 나머지 뇌를 쓰게 된다. 만약 사람이 스트레스를 받아 움직이지 않고 방에만 있으면 고도의 사유를 하는 것도 아 닌데 공연히 둥근뇌를 쓰고 장뇌를 쓴다. 그래서 머리가 아프 고 배가 아프다. 스트레스를 받아 집에만 있는 것이 위험한 이 유가 여기에 있다. 스트레스를 받을수록 밖에 나가서 움직이고 대화해야 회복될 수 있다. 관계 속의 문제는 관계 속에서 풀어 야 한다. 산다는 것은 움직인다는 것이다.

긴뇌를 쓰지 않은 채 누워만 있으면 쓸데없는 생각만 많아 진다. 둥근뇌와 장뇌를 쓰면서 통증이 시작되는 것이다. 긴뇌를 써야 통증이 없어진다. 긴뇌를 써야 할 곳에 둥근뇌를 쓰니 결 정장애가 생긴다. 일상생활에 필요한 긴뇌를 쓰지 않고 고도의 전략을 짜는 둥근뇌를 일상생활에 쓰면서 자기를 괴롭히는 것 이다. 이렇게 되면 생각에 생각이 더해져 망상으로 이어지고, 생각만으로 자기를 괴롭게 만든다. 긴뇌에는 경험을 통해 무의 식적인 습관이 저장되어 있다. 건강의 연륜은 경험면역과 습관 으로 긴뇌에서 완성된다.

등이 뇌보다 중요한 이유

최근 등이 뇌보다 더 중요하다는 것을 보여주는 흥미로운 연구가 있었다. 2019년 1월, 이스라엘 와이즈만 과학연구소에서 이스라엘과 미국 공동연구진이 연구한 결과다. 인간 뇌와 원숭이 뇌의 전두엽 피질과 편도체에서 개별 신경세포의 활동을 측정해 진화된 뇌의 특성을 추적했다. 그 결과 진화적으로 더 발달한 뇌일수록 각 영역의 기능은 효율적이지만 오류에 대응하는 능력은 부족하다는 결과를 보여줬다.

전두엽 피질에서는 의사결정과 합리적 사고를 담당하고 편도체에서는 기본적인 생존과 관련된 기능이 작동한다. 말하자면 전두엽 피질이 편도체보다 더 발달한 정교한 뇌다. 전두엽 피질의 신경세포 활동은 편도체보다 효율적이었다. 그러나 효율성이 높을수록 오류에 대해서는 취약하다.

인간이 우울증·자폐증·불안장애와 같은 신경정신질환에 취약한 이유가 바로 여기에 있다. 학습과 인지능력을 얻는 대신 오류를 막는 능력이 줄어 병이 생겼다는 흥미로운 결과다. 단적으로 말하면 머리가 똑똑한 사람은 잘못된 오류 상황에 대응하는 능력이 떨어진다는 것이다.

머리를 덜 쓰는 사람이 상대적으로 오류를 막는 능력은 더 좋을 수도 있다. 어쩌면 복잡하게 생각하지 않아서 가능한 일이기도 하다. 우리가 재정의한 뇌로 풀이하자면 둥근뇌를 많이 쓰는 것보다 긴뇌를 많이 써야 더 건강하게 살 수 있다는 의미다.

조금 더 쉽게 설명하기 위해 뇌와 휴대전화를 비교해보자. 휴대전화는 기술이 정교해질수록 고장이 잘 나고, 수리가 어렵고, 비용도 많이 든다. 뇌도 마찬가지다. 뇌도 발달하면 할수록 탈도 잘나고 고치기도 어렵다. 인간의 뇌는 효율적이지만 오류에 취약하다. 대응능력은 둥근뇌가 아니라 등에 있는 긴뇌에 저장해둬야 위기가 찾아와도 방어할 수 있다.

등 푸는 선생의 친절한 가이드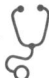

· 뇌에 대한 새로운 개념잡기 ·

- **둥근 뇌**: 일반적인 머리, 두개골에 쌓인 전두엽
- **변연계**: 골똘히 생각할 때 쓴다.
- **장뇌**: 장의 점막과 유산균은 어떤 음식을 흡수하고 배설할지 판단한다.
- **긴뇌**: 등이 척수시경은 장기에 보낼 신호를 판단해서 자율적으로 몸을 움직인다.

생존하는 뇌 VS 성공하는 뇌

이는 동물과 사람의 생존방식의 차이에서도 그대로 드러난다. 동물은 생존을 위해 살지만 사람은 성공을 위해 산다. 동물은 덜 실패하는 쪽을 택하지만 인간은 더 성공하는 쪽을 택한다. 인간은 사람들과 함께 살고 경쟁하며 살아가는 사회적 동물이기 때문에 어쩔 수 없는 환경이라 할 수도 있다. 하지만 인간을 하나의 생명으로만 보고 면역과 몸의 건강을 우선으로 봤을 때 현명하다고만 할 수 있을까?

동물의 뇌는 생존을 중요시 여긴다. 정교하진 않지만 기능에 맞게 잘 써서 덜 실패하기 위한 뇌다. 반면 인간의 뇌는 오류가 생겼을 때 저항능력이 떨어져 부적절하거나 과장된 반응을 만들어낸다. 성공은 많이 하지만 결국 생존에 실패한다. 더 성공하려는 욕망으로 생존과 관련된 실패에 대한 대응력이 떨어져 외상 후 스트레스 장애, 불안장애, ADHD, 우울증, 자폐증 같은 다양한 병이 생긴다. 실패를 잘 이겨내고 다시 제자리로 돌아오는 면역을 위해 둥근뇌보다 긴뇌를 잘 쓰는 것이 중요한 또 하나의 이유다.

이는 동전의 양면과 같다. 탁구경기에서 내가 공을 못 받으면 상대방이 이기고, 내가 받으면 상대방이 지는 법칙처럼 하나를 얻으면 반드시 하나를 잃는다는 평범한 진리다. 결국 동물은 효율성을 포기하고 정신질환에 대한 저항성을 얻었다. 하지만 인간은 효율성을 높여 뛰어난 인지능력을 확보하고 정신질환에 취약해졌다. 똑똑한 뇌보다 살기 위한 뇌가 생물학적으로는 더 중요하다. 이것이 전하는 메시지는 더 나은 성공을 향해 양적으로 쫓아가는 것보다 다양한 오류, 즉 변수에 대응할 수 있는 능력을 키워가는 것이 중요하다는 것이다.

따라서 정교한 둥근뇌보다 일상생활을 하는 긴뇌가 중요하다. 등에 있는 척수신경이 생존의 기본이고 일상이다. 생존을 위해 변수에 대응하는 뇌가 긴뇌인 것이다. 둥근뇌까지 가지 않고 긴뇌에서 일을 처리해 실수를 줄이고 빠른 회복을 하면서 둥근뇌의 오류를 줄이는 것이 정신질환을 막는 좋은 면역과 치료방법이다. 더 정교하고 진화된 둥근뇌를 쓴다면 오류에 대응하는 능력이 줄어들어 면역에 불리하다. 둥근뇌보다 긴뇌를 쓰는 것이 면역에 유리하다.

2장

WHERE
등 구석구석

등을 풀면
등트레스가 차단된다

스트레스는 등으로 받는다

스트레스는 등으로 받는다는 것이 등트레스다. 등트레스의 원리를 좀 더 살펴보자. 먼저 스트레스는 어떻게 면역을 방해할까? 그 반응 메커니즘과 프로세스는 매우 복잡하지만 자율신경과 등을 중심으로 살펴보자.

스트레스를 받으면 마음이 불안해지고, 초조하고 괜히 짜증이 나는 심리적 변화가 일어난다. 두려움이나 열등감 등 감정의 파장이 커지게 마련이다. 스트레스로 불안을 느끼면 '불안이나 공포에 대처하라'는 명령을 뇌의 '시상하부'라는 곳에 전달한다. 시상하부는 대뇌 깊숙한 곳에 있는 '간뇌'라고 부르는 곳인데, 여기서 자율신경과 긴밀하게 연락해서 호르몬을 분비한다. 심리적 문제가 이렇게 자율신경의 균형을 깨뜨려 병을 만든다. 현대인들의 지속되는 긴장과 스트레스는 대부분 등허리신경으로 모여 스위치를 작동한다.

잠이 오지 않거나 가슴이 두근거리고 소화불량 등의 신체증상이 나타난다. 스트레스가 지속될 때 분비되는 '코르티솔'이라는 호르몬이 장기적으로 혈압을 높이고 림프구 수를 감소시켜 등면역 기능을 약화시킨다. 과로와 걱정은 물론 복용하는 약도 등허리신경을 긴장시키는 스트레스로 작용한다.

스트레스를 받으면 등이 굳는다

스트레스를 받으면 몸이 경직되고 근육이 굳는다. 스트레스는 등으로 들어오기 때문에 등 근육이 가장 먼저 굳는다. 다른 근육과 달리 등에는 척수신경이 있어서 등이 굳으면 그 근육이 담당하고 있는 신경도 망가진다. 등 주변의 신경근육들이 굳으면 장기들에게 신호를 보내지 못하고, 신체기관은 제대로 기능하지 못한다. 스트레스로 열등감을 느끼고 불안한 상태로 걱정을 하면서 신경을 쓰는 상황이 계속된다. 그러면 등이 굳고 결국 장기도 망가진다.

우리 몸은 항상성을 유지하려는 성질이 있기 때문에 일시적인 스트레스 상황에서 오는 불균형은 시간이 지나면 자연스럽게 원래대로 돌아온다. 스트레스를 받으면 몸을 이완하며 쉬어주는 것이 신체의 항상성을 유지하는 자연스러운 현상이다.

3개월 이상의 스트레스가 지속되는 상황이라면 항상성이 무너지게 마련이다. 정상 상태로 복구가 불가능하게 되면서 심각한 질병을 불러온다. 신체의 에너지가 모두 고갈되고 회복이 어려워지면 큰 병을 불러올 수 있다. 이처럼 만성피로가 지속되면 스트레스 지수가 상승해 자율신경계의 불균형을 초래한다. 이것을 직관적으로 느낄 수 있는 것이 속이 불편하거나 등이 굳는 것이다.

스트레스는 변화 대응력

남자 여자, 애 어른 할 것 없이 가장 많이 쓰는 말이 스트레스일 것이다. 번아웃 신드롬burnout syndrome이라는 신조어가 등장할 정도로 현대인들은 상당한 스트레스에 시달리고 있다. 마치 연료가 다 타버린 것처럼 갑자기 에너지가 소진되고 일할 의욕이 사라진다. 번아웃 신드롬은 이 시대가 만들어낸 병이다.

지금은 스트레스를 다스려야 하는 멘탈mental 관리의 시대다. 급격히 발전하고 있는 물질문명과 고도로 세분화되고 복잡해진 사회구조로 인해 자극이 너무나 많아졌다. 초광속 시대를 살아가는 우리는 빠른 속도로 한 단계 업그레이드해야 살아남는다는 강박관념에 시달리고 있다. 인정 욕구를 자극해 SNS 팔로워 숫자나 조회 수가 자신의 존재인 듯 착각하게 만든다.

자신과 타인의 기대에 부응하지 못하는 상황에 맞닥뜨릴 때 사람들은 대개 스트레스를 받게 마련이다. 스트레스를 가장 많이 받는 곳이 직장이라는 결과가 발표되기도 했다. 공통된 목표를 향해 모인 곳이지만 개별성과 또한 중요하니 경쟁이 과열된다. 다양한 사람들과 관계를 맺어야 하니 스트레스를 받을 수밖에 없다.

스트레스stress는 '팽팽히게 죄다'라는 뜻을 가진 라틴어 'strictus, stringere'에서 유래했다. 어떤 물체에 외부적인 힘을 가하면 '스트레인strain'이라는 변화가 생기는데, 그에 맞서 평형을 유지하기 위해 내부 상호 간에 발생하는 힘이 스트레스의 원래 의미다. 이 어원은 스트레스를 경험할 때 느끼는 답답한 느낌과 근육의 긴장이 반영된 것이다.

스트레스에 대한 대표적인 오해가 있다. 흔히 '스트레스' 하면 그 요인만을 떠올리기 쉬운데 사실 스트레스 요인과 이에 대한 신체의 반응을 더한 것이다. 즉 외부자극이나 변화에 대한 개인의 신체적·정신적·행동적 반응 또는 적응을 의미한다. 좋은 일이건 나쁜 일이건 어떤 상태에서 다른 상태로 바뀌는 큰 변화가 생길 때 사람들은 그것을 스트레스로 받아들인다. 결국 스트레스는 변화에 대응하는 마음가짐이라고 할 수 있다.

너무나 주관적인 스트레스

같은 상황이라고 해도 어떤 사람은 잘 견디고 즐겁게 살아가는 반면 어떤 사람은 정신적인 부담으로 몸 상태를 악화시킨다. 그 반응 메커니즘은 이렇게 달라진다. 스트레스 → 등허리신경 긴장 → 목꼬리신경의 평온함 → 회복 → 쾌감으로 반응하는 사람이 있다. 반면, 스트레스 → 등허리신경 긴장 → 과립구 증대 → 조직 파괴 → 반복 → 발병으로 반응하는 사람이 있다.

스트레스는 생각하기 나름이다. 스트레스는 외부 세계에서 비롯하지 않는다. 오히려 주관적으로 스트레스를 구성하는 부분이 크다. 사건 자체보다 그 사건을 어떻게 받아들이느냐에 달려 있다는 의미다. 좋게 해석하느냐 나쁘게 해석하느냐는 받아들이는 사람에 따라 다르다. 같은 일 같은 상황도 해석에 따라 행복할 수도 있고 불행할 수도 있다.

스트레스는 개인적 느낌과 감정이기 때문에 지극히 주관적이다. 때문에 스트레스 자체를 일방적으로 악당 취급하는 것은 문제가 있다. 모든 것에는 빛과 그림자, 양면성이 있게 마련 아닌가. 이런 면에서 마음을 다스리고 평온하게 하는 것은 아주 중요한 면역활동이다. 마음공부가 면역을 지키는 중요한 방편이 된다.

무게는 같아도 무게감은 스트레스처럼 주관적 반응에 따라 달라진다. 무게와 무게감은 다르다. 등은 장기를 품고 있는 장품등이다. 등이 우리 몸속에 장기만 한 무게의 짐들을 가지고 다니는 사실을 사람들은 잘 모른다. 등이 굽었다는 것은 스트레스를 받아 그 장기를 무겁게 느끼는 것이고, 등을 똑바로 편다는 것은 무게감 없이 가볍게 장기를 품고 있다는 반응일 것이다.

실제 짐의 무게가 몇 킬로그램인지가 중요한 게 아니라 내가 그 무게를 어떻게 느끼는지가 등면역에 있어서는 더욱 중요하다. 무게는 단순한 숫자에 불과하지만 무게감은 거기에 무한한 시간과 경험을 더한 것이기 때문이다.

스트레스는 관계에서 온다

스트레스는 대부분 관계에서 온다. 미국 정신의학자 홈즈 박사가 발표한 '스트레스 평가척도'를 반영해 서울대학병원 정신과 홍강의·정도언 박사팀이 한국문화의 현실에 맞게 수정해 발표한 한국인 스트레스 평가척도는 이를 잘 보여준다. 스트레스를 받는 순위와 점수는 ①자식 사망(74) ②배우자 사망(73) ③부모 사망(66) ④이혼(63) ⑤형제자매 사망(60) ⑥혼외정사(59) ⑦별거 후 재결합(54) ⑧부모의 이혼·재혼(53) ⑨별거(51) ⑩해고·파면(50)으로 나타난다.

이 결과를 살펴보면 대부분의 스트레스가 관계에서 온다는 것을 알 수 있다. 친밀한 관계의 단절로 스트레스를 받는다. 등의 척수신경이 주관하는 신경면역은 결국 관계에서 오는 온갖 스트레스를 받아들이고 대응하는 능력이라고 볼 수 있다.

등면역에서 관계는 그만큼 중요하다. 사람과 관계를 맺으면서 신경을 쓰는 것이 고스란히 등면역과 건강에 영향을 미치기 때문이다. 신경 쓰는 것은 대부분 대상이 있고, 그 대상과 나와의 관계에서 비롯되는 것이 스트레스다. 때문에 등면역은 신경면역이자 관계면역이라고 할 수 있다.

만약 나 혼자 끙끙 앓고 있다면 속면역은 풀고 있다 하더라

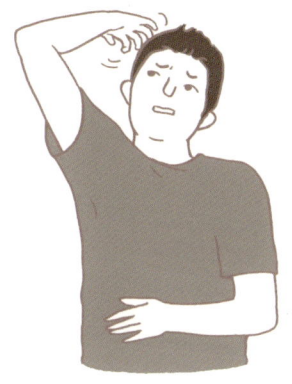
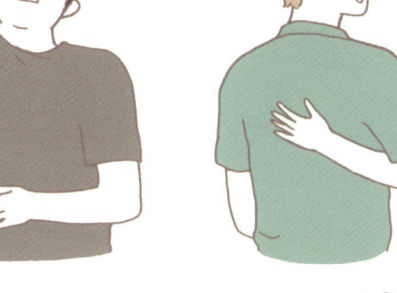

속은 내 손에   등은 남 손에

도 등면역을 풀지 못했다는 신호다. 혼자 사는 싱글족이 많아졌지만, 등면역을 위해서 우리는 적어도 두 사람과 관계를 맺어야 한다. 서로의 등을 풀어주는 한 사람은 꼭 필요하다. 즉 등면역을 위해서는 2개의 손이 필요하다. 나를 필요로 하는 손과 내 등을 만져줄 손. 관계에서 비롯되고 관계를 통해 완성되는 등면역은 절대 혼자 지킬 수 없다.

 속은 내 손에 달려 있지만, 등은 남의 손에 달려 있다. 속면역은 내가 먹는 것에 따라 비교적 쉽게 개선할 수 있다. 내가 결심해서 생활습관을 바꾸면 속면역은 좋아지게 마련이다. 그러나 등면역은 다르다. 오히려 남의 말이나 남의 손에 의해서 좋아지기도 하고 나빠지기도 한다. 등은 내가 마음먹은 대로 되는 게 아니다. 다른 손, 즉 타자가 개입되기 때문에 변수가 많다. 그래서 더 섬세하게 신경을 써야 할 부분이다. 가만히 살펴보면 등은 내 몸에서 내 손이 잘 닿지 않는 유일한 곳이다. 또 나는 안 보이지만 남에게는 잘 보이는 곳이 등이다. 내가 못 보는 것을 남이 봐준다.

등면역을 원한다면 우리는 스스로 물어봐야 한다. 나는 남의 손을 허락하고, 남의 말에 귀 기울이고 있는가? 남과 좋은 관계를 맺으며 살아가고 있는가? 나와의 관계에서 나타나는 자존감, 타인과의 관계 속에서 느끼는 열등감, 물건과의 관계 속에서 생기는 소유욕 등이 등면역에 영향을 미친다. 관계 속에서 생기는 고민을 사유하고 질문하는 것이 스트레스를 다스리는 것과 관련이 있다.

위암도 스트레스로부터

암은 스트레스와 밀접하게 연관되어 있다. 한국인의 암 발병률 1위인 위암을 중심으로 그 연관성을 살펴보자. 위암의 발병 원인은 헬리코박터로 알려져 있다. 그래서 헬리코박터 제균 치료가 위암의 대표적인 치료방법이다. 그런데 2018년 12월, 대만 가오슝 따통병원 쿤더린Kun-Der Lin 박사팀은, 헬리코박터 제균 치료를 받은 환자는 염증성장질환IBD 발생위험이 높다는 연구결과를 발표했다.

그렇다면 위암에서 벗어나는 대신 장염을 얻어야 하는 것인가? 정확한 기전은 알 수 없지만 면역관용으로 설명하고 있다. 면역반응을 억제하는 것이 면역관용이다. 과잉된 면역반응의 균형을 잡으려 염증성장질환이 생긴다는 것이다. 염증성장질환은 면역이 예민할수록 잘 생기는 면역질환인데, 감염에 많이 노출된 환자일수록 면역에 상대적으로 덜 민감하기 때문에 제균 치료를 하면 면역이 민감해져 염증성장질환이 생길 수 있다는 주장이다. 물론 뚜렷한 답은 아니지만 제균 치료를 하는 항생제가 장내 미생물에 영향을 미칠 수 있다는 점은 충분히 설득력이 있다. 그렇다고 제균 치료를 해야 할 사람이 하지 않는 것도 문제다. 특히 우리나라에 많은 위암은 적극적인 치료가 필요하다.

그런데 정말 헬리코박터균 때문에 위암이 생긴다고 할 수 있을까? 헬리코박터균 때문에 위암이 생긴다고 하면 치료와 예방을 위해 헬리코박터균을 억제하면 된다. 그런데 제균 치료를 하고도 위암이 생기는 건 왜일까? 헬리코박터균도 영향을 미치지만, 그것 때문에 위암이 생긴다는 사실에 잠을 못 잘 정도로 심하게 걱정을 해야 위암이 생긴다. 위암의 원인은 단순히 균 때문이 아니라 균과 걱정이다.

아니 어쩌면 균보다 걱정이 더 치명적일 수 있다. 극도의 스트레스가 있어야 암이 된다. 결국 위암을 부르는 헬리코박터균 문제도 역시 신경면역, 즉 스트레스와 관련되어 있다. 다른 질병에 비해 암의 완치율이 낮은 이유는 암을 '죽을 병'으로 받아들여 불안감과 두려움 속에 살기 때문이다.

결국 위암이 생기려면 두 가지 선행조건이 있어야 한다. 헬리코박터균과 극도의 장기적인 스트레스다. 헬리코박터균을 없애고 위암의 가능성을 줄이는 것은 제균 치료가 아니라 몸 전체의 면역이다. 결국 신경면역과 속면역이 불균형하면 암을 피할 수 없다는 이야기다. 좋은 미생물과 장 환경을 통해 균을 억제하고 좋은 자세와 등 환경으로 스트레스를 차단해야 위암도 피할 수 있다. 결국 위암의 발병 기전을 봐도 장 속과 등 속이 좋으면 다 좋다.

2장

WHERE
등구석구석

열린 관계를 맺으면 등이 펴진다

 어쩌면 인간은 스트레스와 함께 태어난다. 아기의 최초 폐호흡 스트레스는 생명계의 이야기로 말하자면, 진화과정에서 어류가 수중에서 나와 최초로 상륙했을 때의 맹렬한 산소 스트레스에 해당한다. 기쁨도 스트레스가 있어야 존재할 수 있다.

스트레스를 뒤집어 유익하게 활용하는 법

 누구나 살면서 크고 작은 스트레스를 받는다. 또 적당한 스트레스는 삶의 원동력이다. 그러나 과도하고 지속적인 스트레스는 면역의 균형을 깨뜨린다. 마음의 병이 육체의 병을 키운다. 과도한 스트레스는 자율신경계의 균형을 깨뜨리는데, 이렇게 몸의 균형이 깨지면 해로운 균과 싸우는 세포들이 힘을 잃게 된다. 결국 몸은 힘을 잃어 질병의 지배를 받게 된다.

스트레스 정도나 지속 기간이 어느 정도인가도 문제지만, 가장 중요한 것은 스트레스를 어떻게 받아들이며 해소하느냐다. 스트레스는 차단의 대상이 아니라 관리의 대상이다. 스트레스를 전혀 안 받을 수도 없고, 모든 스트레스를 없앨 수도 없다. 그건 좋은 해결책이 아니다. 삶의 질과 활력을 유지하면서 스트레스의 악영향을 제한하는 자세로 접근해야 한다.

이때 무엇보다 스트레스의 자발성이 중요하다. 질병을 부르는 스트레스 상황은 자발적이지 않다. 자발적인 도전이 중요하다. 스트레스 상태를 추구하는 것은 변화에 능동적인 태도를 취하는 것이다. 스트레스를 뒤집으면 면역의 도구로 쓸 수도 있다. 면역을 위해 상상훈련을 해보는 것도 좋다. 절벽에 서는 상상을 하면 스트레스를 이기는 호르몬이 나온다. 그런데 실제 절벽에 서면 떨어질 수도 있기에 여간 위험한 일이 아니다.

그러나 절벽에 서 있다는 생각만으로도 스트레스를 이기는 호르몬이 쏟아진다. 생각만 해도 끔찍한 상상이 있지만 생각만으로 도움이 되는 상상도 있다. 변화의 리듬을 타면서 감응하면 상상만으로도 면역훈련이 가능하다. 그러면 등면역도 즐거운 상상 때문에 좋아질 수 있다. 결국 스트레스를 뒤집는 반전이 면역을 성숙시킨다. 이런 상상과 훈련으로 면역력을 기를 수 있다.

가끔은 나를 자발적으로 절벽에 세우는 것도 스트레스를 훈련하는 좋은 방법이다. 영국 시인 크리스토퍼의 시 〈절벽 끝으로〉*는 이 상황을 절묘하게 보여준다.

"절벽 끝으로 오라."
"할 수 없어요. 두려워요."
"절벽 끝으로 오라."
"할 수 없어요. 떨어질 거예요!"
"절벽 끝으로 오라."
그래서 나는 갔고,
그는 나를 절벽 아래로 밀었다.
나는 날아올랐다.

---

* 국내에 공식적으로 번안된 자료가 없어서 번안 시는 류시화 작가 페이스북에서 가져왔습니다. https://www.facebook.com/poet.ryushiva/photos/a.416815941756831/1848249205280157/?type=3

두려웠지만 결국 자신의 힘으로 절벽 끝으로 갔을 때 그는 날아오를 수 있었다. 어떤 절실함으로 나를 상황 끝까지 밀어붙이면 그곳이 바로 절벽이다. 이런 체험으로 두려움을 이겨내는 용기가 몸에 새겨져 면역이 길러진다.

상처를 치유할 것인가, 덧나게 할 것인가

관계 맺는 방식은 등건강과 직결된다. 수많은 인연과 어떤 관계를 맺고 있느냐가 등면역을 결정한다고도 볼 수 있다. 등면역에 좋은 관계 맺기는 주고받는 것이다. 주기만 하거나 받기만 해서는 안 된다.

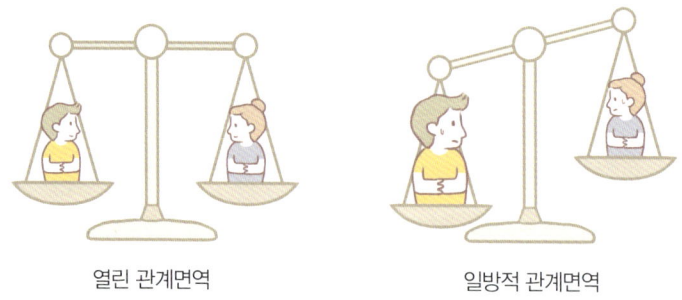

열린 관계면역　　　　　일방적 관계면역

일방적인 관계가 아니라 상호보완적인 관계여야 한다. 누구에게나 받을 수 있고 누구에게나 줄 수 있어야 면역이 완성된다. 잘 주고 잘 받아야 한다. 일방적이면 병이 된다. 그래서 면역에 이로운 언어인 '미안하다'와 '고맙다'를 적절하게 해야 한다. 면역에 해로운 독설은 계속 '미안하다'고 하거나 계속 '고맙다'고 하는 것이다.

등을 만져주는 남을 사랑하되 집착하지는 말아야 한다. 사랑하면 등이 풀리지만 집착하면 등이 굳는다. 사랑은 '있으니까 좋다'라면, 집착은 '없으면 안 된다'이다. 집착은 중독이라고 할 수 있다.

등과의 관계도 그렇다. 등도 사랑해야지 등에 집착하면 안 된다. 종일 안마의자에 앉아 있으면 등은 더 굳는다. 하루 중에 서너 번 15분 정도 바른 자세로 앉아 있어야 도움이 된다. 결국 집착이 등을 굳게 만들고 면역을 엉망으로 만든다.

관계를 맺고 살아가다 보면 몸과 마음에 흠이 날 수밖에 없다. 흠이 나는 것은 살아 있다는 증거다. 하지만 상처를 남기는 것은 자신의 선택이다. 생각해보라. 인생은 '나'라는 우주와 '너'라는 우주가 만나 부딪히며 관계 맺는 고품의 장이지만, 괴로움을 만드는 것은 나 자신의 몫이다.

상처를 소독하고 치료하면 흔적은 남겠지만 새살이 돋는다.

그러나 상처를 계속 곱씹고 만지면 상처가 덧나 흉터가 된다. 그 누구도 흠을 낼 순 있지만 흉을 남길 권한은 없다. 오로지 내 몫이다. 등에 흠이 나더라도 등이 굳어 있지 않아 정상적인 면역기능을 하게 한다면 우리 몸에는 흉이 남지 않는다.

열등감은 등에 콕 박힌다

몸을 다치면 비교적 치료하기가 쉽지만, 마음을 다치면 본인 스스로 치료해야 할 몫이 더 커진다. 더 힘든 싸움의 터널을 지나가야 한다. 몸을 다쳐서 나오는 면역물질은 자연스럽게 해야 할 일만 하고 들어간다. 하지만 마음을 다쳐서 나오는 면역물질은 남뿐만 아니라 나를 공격한다. 마음을 다치면 내 생각이 멈추지 않는 한 계속해서 염증물질이 나오기 때문에 생각을 멈춰야 한다.

우울과 열등감은 대표적인 스트레스 감정으로 마음을 다치게 한다. 남과 비교하는 데서 생겨나는 부정적 감정은 일상에서의 경직을 넘어 두려움과 불안을 만든다. 자본주의는 불안이라는 감정을 매개로 유지한다고 해도 과언이 아니다. 불안을 조장하고, 그 불안을 해소하는 듯한 상품을 만들어 끊임없이 소비하게 한다.

열등감을 느끼게 하는 어떤 사람을 생각해보라. 그를 보면 긴장되고 침이 마른다. 장기들도 경직된다. 위가 안 움직여 토할 것 같고, 장이 안 움직여 가스가 차 부글거리고 눈이 말라서 따갑다.

이런 다양한 증상들이 나타나는 것은 멀리 둥근뇌의 변연계까지 갈 필요도 없이 등에서 먼저 느끼고 장기에 바로 영향을 준다. 열등감은 등이 느낀다. 스트레스를 등이 받으니 열등감도 등에 콕 박히는 것이다. 우리는 상처를 등으로 받는다. 상처를 받으면 등이 굳는다. 척수신경을 보호하려고 주변 근육을 수축시켜 등을 굳게 만드는 것이다.

감정 관리가 스트레스 관리다. 어쩌면 부정적 감정도 살아 있음을 알리는 존재의 신호다. 삶의 기본 값이다. 삶이 변화의 연속이기 때문에 때때로 부정적 감정이 생기는 것은 당연하다. 살아간다는 것은 불안과 함께 가는 깃이다.

문제는 불안이 전혀 없어야 한다고 압박을 받는 것이다. 불안이 우리 삶과 공존하는 것은 자연스러운 현상이다. 불안을 없애려 애쓰지 마라. 불안을 받아들이되, 계속 붙들고 증폭하는 것이 아니라 흘려보내라. 쉴 새 없이 이어지는 긴장과 스트레스 상황을 의도적으로 끊고 이완상태를 만들어주는 노력이 필요하다. 불안과 좋은 관계를 맺을 수 있는 멘탈을 위해 일단 등면역을 챙겨야 한다.

배려와 공감은 등에 어떤 영향을 미치나

관계면역을 인문학적으로 조금 더 사유해보자. 태국이나 캄보디아에는 코끼리를 길들이는 독특한 방식이 있다. 어린 코끼리를 잡아다 몸을 움직일 수 없는 좁은 나무 우리에 가둬놓고 쇠꼬챙이로 마구 찔러대는 것이다. '파잔 의식'이라고 하는데, 극심한 고통과 공포, 충격에 사로잡힌 어린 코끼리는 그때부터 고분고분 인간의 말을 듣기 시작한다. 동물적 감수성의 측면에서 보면 잔인한 면이 있지만 면역학으로 보자면 파잔 의식은 다르게 해석할 수 있다.

면역은 나에게 이로운 것인지 해로운 것인지 구분하는 힘이기에, 영리해야 건강하다. 영리하다고 하면 자기이익만 챙긴다고 생각하기 십상이지만 결코 그렇지 않다. 진정한 영리함은 타인과 나를 함께 생각하며 모두를 고려하는 가운데 나의 이익을 찾는 것이다. 이기利己는 이타利他와 맞닿아 있다. 영리함은 자신과 남을 구분해 인식하고 자신을 남의 입장에서 볼 수 있는 힘을 갖는 것이다.

우리가 살아남고 생존하기 위해서는 내 편과 네 편을 잘 구분하고, 내 입장뿐 아니라 상대방이라면 어떻게 했을까 하는 남의 입장을 이해해야 한다. 결국 면역이라는 측면에서는 나를 위해 남의 입장을 이해하는 것이 필요하다.

사회생활에서 타인과 관계를 맺으며 적당히 눈치를 보는 것은 이런 영리함에 기인한다. 생존을 위해 필요한 면역이라고 볼 수 있다. 영리한 면역은 눈치를 넘어 배려와 공감으로 이어진다.

파잔 의식은 야생성을 지우는 의식이다. 새끼 코끼리의 야생성을 지우려 어미와 분리하고 좁은 우리에 가두고 살아남은 코끼리는 다른 코끼리가 된다. 상대방 입장에서 생각할 수 있고, 거울에 비친 자기 모습을 의식할 수 있게 된다. 야생성을 지우는 것은 자신의 입장을 줄이고 상대방의 입장을 이해하는 것이다. 이때 자신을 객관화시켜 볼 수 있는 힘이 생긴다. 살아남은 코끼리는 결국 공감하고 적응하는 면역반응으로 살아남은 것이다.

새끼 코끼리를 통제하기 위해서는 쇠줄로 묶어야 하지만 배려와 공감을 획득한 어미 코끼리는 동아줄로 충분하다. 야생성을 지운 본성과 습관은 저절로 면역이 된다. 충분한 면역을 경힘하면 큰 힘 들이지 않고 더불어 살아가는 배려와 공감이 습관화된다. 역지사지易地思之하며 타인을 믿을 줄 아는 능력이 면역력을 키운다.

등을 만져주는 특별한 관계

곧 첫 딸이 태어난다. 늦은 나이에 얻게 된 아이에 대한 감사는 조금 남다르다. 뱃속에 있는 아이에게 태교로 자장가를 불러줄 때면 감사의 마음이 차오른다. 아이 덕분에 개그맨 이동우 씨와 조금 특별한 인연을 맺게 되었다. 그가 딸 지우를 위해 작사한 노래 〈지우의 꿈〉을 곧 태어날 아이를 위해 다시 편곡해서 부를 계획을 세우면서다.

그와 틴틴파이브 멤버로 같이 활동한 홍록기는 나와 호형호제하는 사이다. "형, 노래 실력 아까우니 아이에게만 불러주지 말고 세상에 퍼뜨려 봐."라며 지나가듯 한 록기의 말에 마음이 움직였다. 아는 사람도 많겠지만 동우 씨는 특별한 사람이다. 망막색소변성증이라는 희귀병으로 비장애인의 5퍼센트에 불과한 시력을 가지고 있지만 이 병을 받아들이면서 새로운 삶을 살고 있다.

그의 사연을 듣고 참 아름다운 사람이라고 생각했다. 그는 지금도 평화방송 DJ로 활동하면서 음반을 발매하는 등 희망찬 목소리를 내고 있다. 동우 씨는 2010년도에 실명을 판정받았고, 실명 판정을 받기 4년 전인 2006년에 지우가 태어났다고 한다. 그는 딸 지우의 눈빛을 또렷이 기억하기에 더욱 애틋할 것이다.

나는 한 번도 본 적 없는 딸이 이리도 보고 싶은데 동우 씨는 예쁜 딸의 얼굴이 얼마나 보고 싶을까? 그의 마음이 어떨지…. 지우에 대한 동우 씨의 사랑이 듬뿍 담긴 〈지우의 꿈〉을 내 딸에게 불러준다고 생각하니 더없이 기쁘다. '초록 연못엔 눈부신 햇살 가득한 평화와 웃는 노인의 돛단배 떠가네'라는 가사를 흥얼거리면 동우 씨와 네 살배기 지우가 무대에서 함께 노래 부르며 웃던 모습이 떠오른다.

그 노래를 생각하면 내가 동우 씨의 등을 만져주고, 그가 내 등을 만져주는 느낌이 든다. 동우 씨와 지우, 나와 내 아이가 공감으로 이어져 특별한 인연을 맺었다. 나는 이런 관계로 서로의 등면역이 건강해지고 있다는 것을 안다. 등면역이 관계면역인 이유다.

세대를 넘어 관계 맺기

"애들은 가라, 애들은 가." 하는 말이 유행하던 때가 있었다. 그런데 지금은 "애들은 와라." 하고 외쳐야 할 때다. 시대가 많이 변했다. 과거에는 교육과 훈계를 여과 없이 받아들여야 하는 시대였다면 지금은 다수 대중이 소통하는 시대다. 대부분의 콘텐츠가 개방되어 있고 자기가 원하는 콘텐츠를 골라서 볼 수 있다. 누구나 쉽게 1인 미디어 방송을 할 수 있는 유튜브 시대 아닌가.

어른들에게 일방적으로 훈계를 듣는 스트레스로부터 벗어나려는 성향이 예전보다 훨씬 강해지고 있다. 지금은 쌍방향 소통의 시대, 융합의 시대다. 물론 안타까운 흐름도 있다. 타인과 마주치는 관계 맺음을 통해 좋은 자극과 스트레스를 받는 것은 필요하다. 하지만 이런 기회를 사전에 차단하고 정보를 자기 편의대로만 취사선택해 가치 있는 정보를 외면함으로써 정작 꼭 필요한 면역마저 놓치는 경우가 많다.

적당한 긴장과 건강한 스트레스는 보약과 같다. 그런 경험으로 우리 몸은 면역 이력을 쌓는다. 어른과 아이가 함께 어울려 스트레스 푸는 법을 배워야 한다. 세대를 가로질러 소통하고 공감하면 함께 유연함을 배울 수 있다. 애들 없이 어른끼리 놀면 꼰대가 되기 쉽다. 세대를 넘어 관계를 맺어야 한다. 낯선 타자를 받아들이고 관계 맺을 수 있을 때 더 넓어지고 유연해진다. 경직되지 않고 항상 열려 있는 아이들의 유연함을 배우는 것이 등면역을 키우는 길이다.

2장
WHERE
등 구석구석

술은 등면역을 방해한다

스트레스는 출구를 찾아 풀어내고 흘려보내는 것이 관건이다. 그렇다면 우리는 스트레스를 어떻게 풀고 있을까? 많은 사람이 술과 당, 쇼핑으로 푼다. 외국 사람들이 가장 놀라는 한국의 문화가 회식문화다.

술은 결국 물이 된다

술을 중심으로 등면역을 살펴보자. 많은 이들이 술로 스트레스를 푼다고 하지만 면역에는 전혀 도움이 되지 않는다. 맥주

200cc(종이컵 1컵)에 들어 있는 알코올의 양은 10그램이다. 1그램짜리 알약 10개를 먹는 것과 같다. 약을 먹을 때는 너무 많다고 경계하면서 반대로 알코올에는 관대하다.

간이 알코올을 다 분해하지 못하면 남은 알코올은 근육이 분해해야 한다. 그렇다면 알코올 해독을 위한 좋은 조건을 만들어주기 위해 즉, 근육이 활발하게 분해를 할 수 있도록 운동이라도 해야 한다. 그래서 운동이 중요하다. 운동을 안 하면서 술을 자주 마시는 40대 성인의 간에 염증이 생기는 것은 불 보듯 뻔한 일이다.

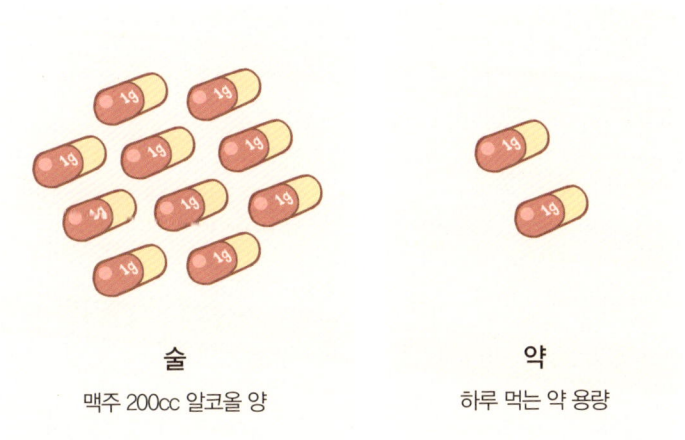

술
맥주 200cc 알코올 양

약
하루 먹는 약 용량

그렇다면 이렇게 시간과 돈을 들여 마시는 술은 결국 어떻게 될까? 술의 해독과정을 보면 술은 결국 물이 된다. 알코올은 혀와 구강점막에서 아주 조금, 위에서 20퍼센트 정도, 나머지는 대부분 소장에서 흡수된다. 혈관을 타고 간으로 이동한 알코올은 알코올탈수소효소 ADH에 의해 아세트알데히드로 분해되고, 분해된 아세트알데히드는 간세포의 미토콘드리아 안에 있는 아세트알데히드탈수소효소 ALDH에 의해 초산으로 분해된다. 이는 최종적으로 물과 이산화탄소로 분해되어 몸 밖으로 배출된다.

술이 몸에 들어와 대사를 거치면 결국 물이 된다. 기껏 마신 술이 물이 된다니 허탈할 수밖에 없다. 술 마시는 일은 결국 물 먹는 일이다. 그리고 등을 물 먹이는 일이다. 좀 냉정하게 말해서 그냥 물을 마시면 될 것을 시간 들이고 돈 써가며 술을 마셔 물을 만들고 있다.

지나치게 술을 마시면 몸속에 아세트알데히드가 축적되고, 이로 인해 피로·수면장애·떨림·구토·설사 등 각종 부작용이 발생한다. 알코올을 마시면 알코올이 발효되면서 아세트알데히드에서 지방산합성효소 acetyl CoA로 변하고 결국 중성지방으로 변해 축적된다. 알코올도 포도당을 분해해 에너지를 만드는 대사과정인 TCA cycle 기전에 속한다. 아세트알데히드에는 신경독소가 있다. 이로 인해 신경을 움직이게 하는 근육도 망가지고, 근육이 뭉쳐 신경이 움직이지 못하게 한다.

결국 술을 마신다는 것은 몸을 다 거쳐서 어렵게 물을 만들고 쉽게 지방을 저장하는 행위다. 술을 마시면 에너지를 생성하기는커녕 중성지방을 몸에 쌓는 형국이 된다. 술은 에너지를 쓰게 하는 것이 아니라 지방을 저장하게 만든다. 결국 면역 저하의 악순환이 일어난다.

만약 기분이 좋아서 술을 한잔 마신다면 건강이나 면역에 도움이 될 수도 있다. 그러나 딱 거기까지다. 부어라 마셔라 하는 것은 면역에 전혀 도움이 되지 않는다. 오히려 술이 스트레스로 작용해 면역을 방해한다. 특히 술이 들어오면 간이 해독을 맡아야 하는데 스트레스로 등 근육이 뭉치게 되면 간에서 등 근육을 풀어주는 효소가 제대로 나오지 못해 내부 장기에도 영향을 주게 된다.

술은 긴뇌와 둥근뇌까지 흔든다

술을 마신 사람의 뇌는 어떻게 변할까? 긴뇌와 장뇌는 여기서 잠시 접어두고 둥근뇌만 살펴보기로 하자. 둥근뇌는 3단 변신로봇이다. 둥근뇌 안에는 파충류의 뇌부터 포유류의 뇌, 영장류의 뇌까지 존재하기 때문에 생각이나 마음이 왔다 갔다 하는 것은 의학적으로도 당연하다. 술을 마시면 파충류의 뇌라 불리는 1번 뇌만 쓰게 돼 생존이 지상과제인 파충류가 된다. 아무 생각 없이 그저 숨만 쉬면서 평소 하던 대로 행동한다. 만취 상태에서 집에 잘 찾아가는 것이나 했던 이야기를 반복해서 하는 것도 1번 뇌만 쓰기 때문이다. 집에 잘 들어가는 순간 파충류의 뇌는 자기 역할을 다 한 셈이다.

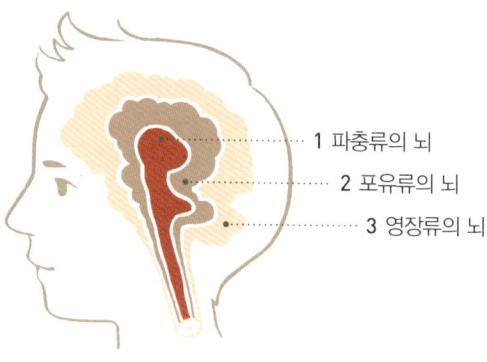

또한 지나친 폭주로 스트레스를 받으면 감정이 흔들려서 포유류의 뇌라 불리는 2번 뇌가 흔들린다. 스트레스 풀려고 마신 술이 오히려 스트레스를 만드는 꼴이다. 세계보건기구WHO 산하 국제암연구소IARC는 아세트알데히드를 1급 발암물질로 규정했다. 아세트알데히드는 덜 분해된 알코올과 함께 혈관을 타

고 온몸을 돌아다니면서 각종 문제를 일으킨다. 이는 뇌에서 알코올이 감정 중추를 관장하는 코뇌(후각뇌)를 자극하여 웃게 만들거나, 화를 내게 하는 등 감정 조절에 이상이 생기게 한다. 해마에 손상을 줘 일시적인 기억상실을 만들기도 하고, 둥근뇌를 공격하여 행동 조절 능력을 떨어뜨리기도 한다.

술로 스트레스를 푸는 게 아니라 스트레스를 만들어 결국 등 면역을 방해한다. 술은 내 몸에 맞게 적당히, 기분 좋을 정도로 마셔야 스트레스를 풀어준다는 것을 잊지 말자.

중년 여성이 술을 조심해야 하는 이유

폐경 이후의 여성이 술로 스트레스를 푸는 것은 특히 위험하다. 폐경이 지나면 여성호르몬인 에스트로겐이 줄면서 내장지방을 보호하는 아세트알데히드딜수소효소 ALDH1a1가 활성화되어 체중이 증가한다. 에스트로겐은 평소 아세트알데히드탈수소효소를 억제해서 폐경 전에는 체중이 증가하지 않다가 폐경이 되면 아세트알데히드탈수소효소가 증가하면서 살이 찌게 되고, 통증도 증가한다. 50대 중년 여성이 살이 찌는 것은 비교적 자연스러운 일이다.

또한 식욕과 성욕 등 욕망을 충족하는 것과 관련된 쾌락중추에는 도파민이 중요하다. 가바라는 흥분을 억제하는 물질도 중요한 역할을 한다. 가바는 중추신경계의 중요한 억제성 신경전달물질이다. 뇌의 대사와 순환 촉진작용을 하며 글루타민산, 글라이신과 함께 포유류의 중추신경계에서 가장 일반적으로 쓰이는 신경전달물질 중 하나다.

이 가바가 아세트알데히드탈수소효소의 호르몬 작용에 깊이 관여한다. 이 효소 기능이 떨어지면 가바의 브레이크 활동도 떨어져 욕망을 억제하지 못한다. 이런 원리로 폐경 후의 중년 여성이 지속적으로 술을 마시면 자기 통제력이 약해져 술을 계속 마시려는 경향이 생긴다. 브레이크 없는 폭주기관차가 될 수 있으므로 조심해야 한다.

당분은 스트레스당

스트레스를 받으면 꼭 단 음식을 찾는 사람이 있다. 일종의 단맛 중독인데, 건강에 안 좋다는 것을 알고 있음에도 끊기가 어렵다. 왜 그럴까? 우리 몸이 스트레스를 받으면 스트레스 호르몬인 코르티솔이 분비된다. 코르티솔은 몸의 에너지원인 포도당의 정상적인 흐름에 간섭해 식욕을 돋게 하고 단것을 당기게 한다. 하지만 단 음식은 대부분 단순 당으로 이루어진 경우가 많아 먹으면 소화 과정 없이 바로 흡수되어 일시적으로 혈당이 올랐다가 갑자기 떨어지게 한다. 문제는 혈당이 빠른 속도로 떨어지다 보니 다시 단것을 찾게 된다.

이 상태는 스트레스를 일으켜 또다시 코르티솔이 분비되는 악순환을 만든다. 게다가 스트레스를 받아 단순 당분을 많이 먹으면 과량의 인슐린이 나와 체지방으로 축적돼 비만의 원인이 되기도 한다. 이때 등허리신경을 지나치게 자극하게 되고 고혈당이 되는 것이다.

또한 우리 몸이 액상과당이나 콘 시럽 같은 가공 당을 처리하는 방법은 알코올을 처리하는 방식과 같다. 흔히 몸에 좋다고 생각하는 과일의 과당도 전부 간으로 간다. 과당을 이동시키는 효소가 간에만 존재하기 때문이다. 결국 과당 처리를 많이 하면서 간은 무리하게 되고 비알콜성 지방간이 늘어난다.

중독이 스트레스를 만든다

스트레스를 받아 몸이 아플 때는 상황을 자세히 관찰해야 한다. 사실 우리는 무언가가 부족해 아픈 건지 중독으로 아픈 건지 잘 모르는 경우가 많다. 중독은 많은 스트레스를 불러온다. 우리가 물건을 사거나 음식을 먹는 일에 지나치게 집중한다면, 혹시 중독인지 아닌지 반드시 점검해야 한다.

쇼핑으로 스트레스를 해소하는 사람들이 있다. 이들에게 필요해서 사는 것인지, 사는 행위 자체에 집착하는 것인지 물어야 한다. 만약 그것이 필요해서 사는 것이라면 괜찮다. 하지만 사는 행위 자체에 빠져 있는 것이라면 이는 '쇼핑 중독'이다. 또한 음식을 먹는 사람에게도 물어야 한다. 필요해서 먹는 것인지, 먹는 행위가 좋아서 먹는 것인지. 먹는 행위 자체를 위해 먹으면 반드시 비만으로 이어지는 '음식중독' 상태다. 행위 자체의 쾌락에 탐닉해 있는 상태가 중독이다.

다시 제자리로 돌아올 수 있어야 중독에서 벗어날 수 있다. 배고픈 사람이 있다고 치자. 물을 줬는데 물을 마신 후 배가 고프지 않다면 배가 고픈 것이 아니라 목이 마르거나 입이 심심한 것이다. 반면 물을 마시고 난 후에도 배가 고프다고 한다면 정말로 음식이 고픈 것이다.

우리는 이런 검증과 질문의 과정 없이 배가 고프다고 하면 무조건 음식부터 먹는다. 이렇게 계속 먹어서 누적되어 생기는 것이 몸의 노폐물이다. 물에 맞으면 안 아프고 얼음에 맞으면 아픈 것처럼 우리 몸 여기저기에 노폐물이 계속 쌓이면 병이 생긴다. 각 단계별로 이런 검증을 섬세하게 따져봐야 좋은 면역을 유지할 수 있다.

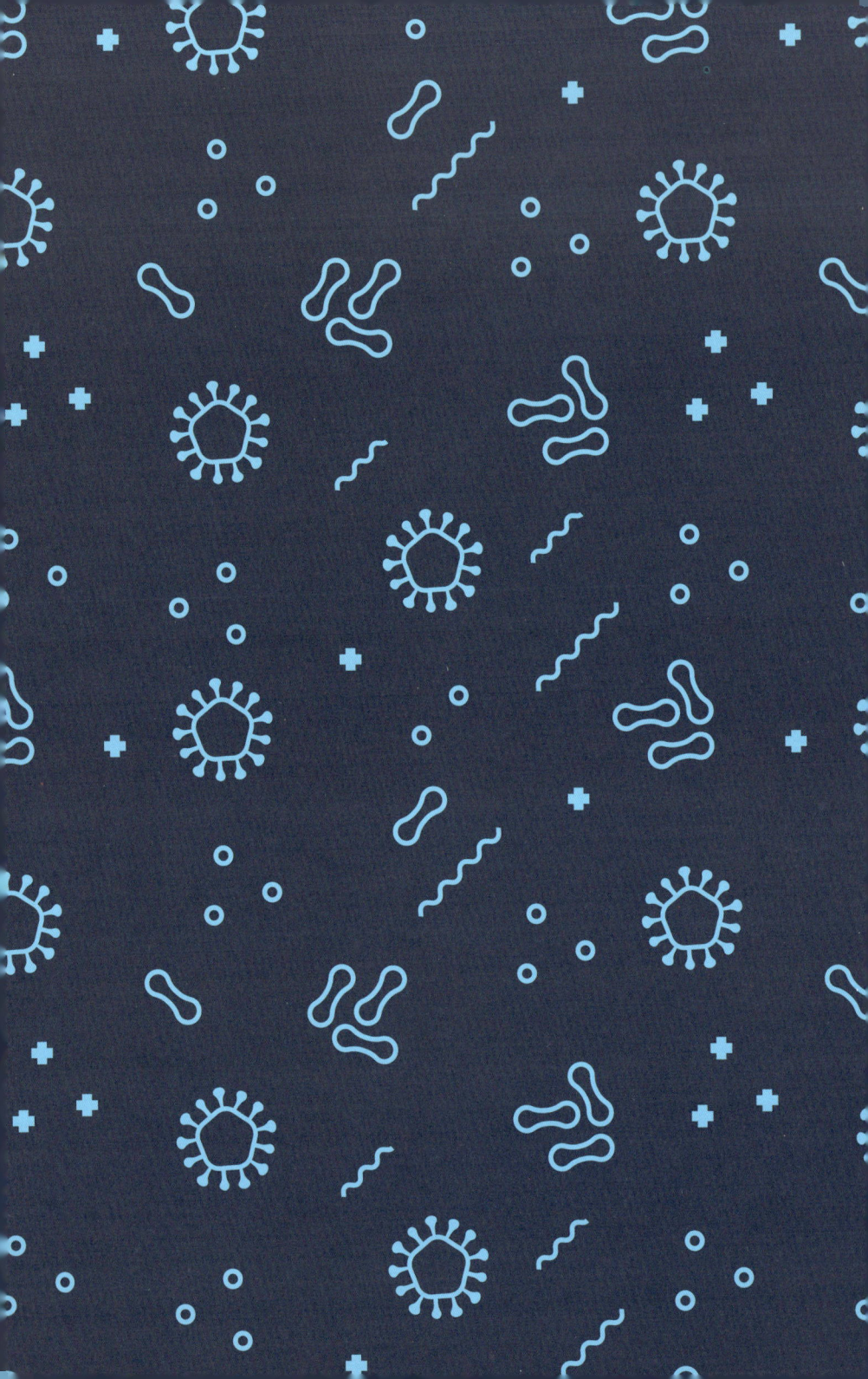

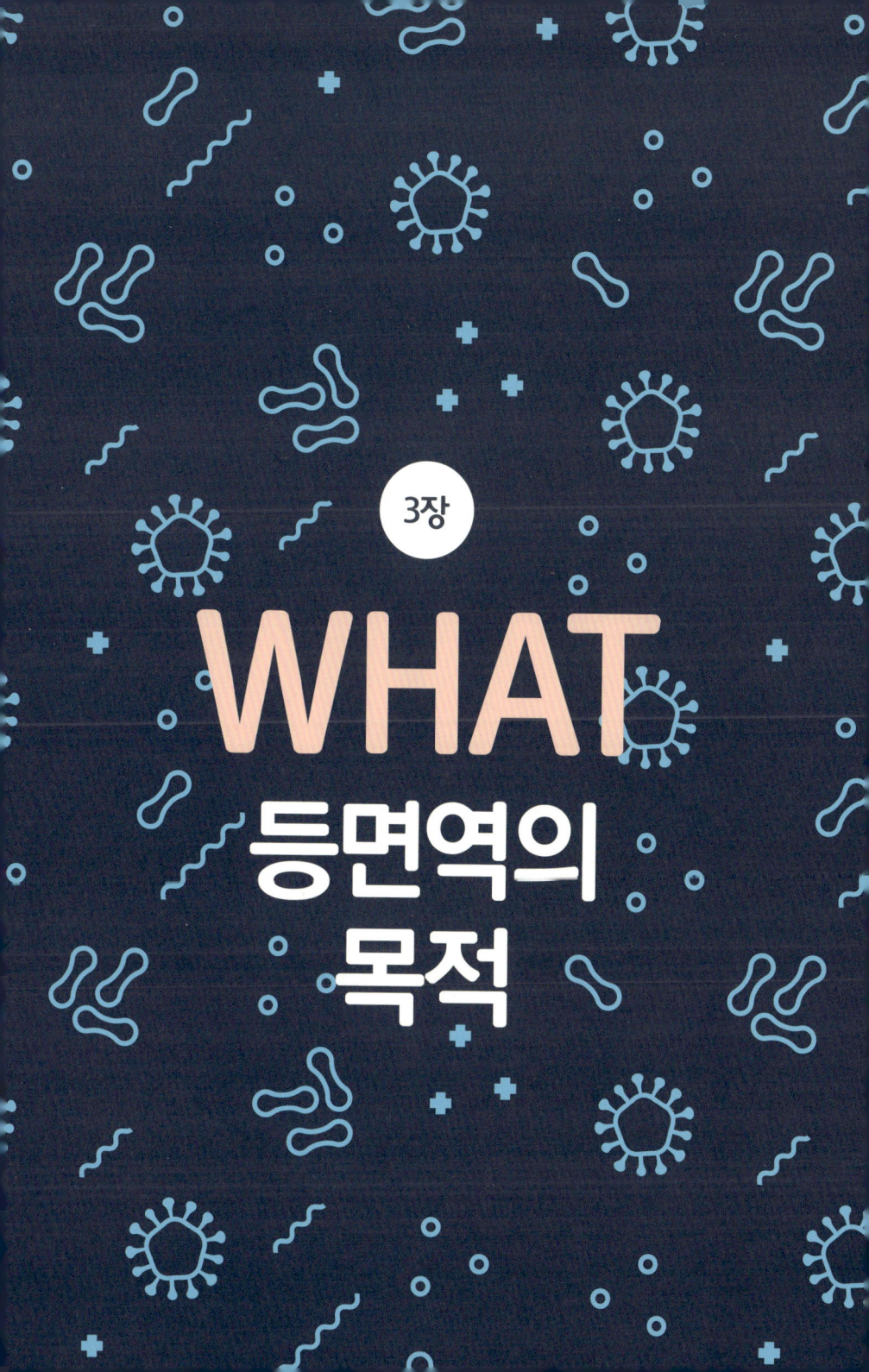

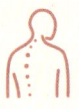

장면역이 면역의 바른 길이라면
등면역은 면역의 빠른 길이다.
등을 풀면 조금 더 빠르고 안전하게
면역을 지킬 수 있다.
등면역의 궁극적 목적은
안전한 면역이다.

3장

WHAT
등면역의 목적

등면역의 목적은 안전한 면역이다

안전한 면역이란

면역에도 단계가 있다. 안전한 면역을 이해하기 위해 면역을 단계별로 살펴보자. 크게 3단계로 나눌 수 있다. 먼저 1단계 면역은 점막이 장으로 들어온 이물질을 처리하고, 척수가 등으로 들어온 신경 이물질을 반사하도록 지시를 내리는 것이다. 2단계는 면역세포가 점막에서 해결하지 못하고 염증까지 가서 해결하는 것이다. 이는 계속된 스트레스로 척수 주변 근육이 과도하게 긴장하는 경우다. 일이 없는데도 계속 눌려 있어 척수는 일어나지도 않은 일을 일어났다고 착각하고 지속적으로 긴장하게 되는 상태다. 마지막 3단계 면역에서는 만성 염증으로 질병이 발생하는 단계다. 반복적인 척수의 과도한 긴장으로 척수 기능이 저하되거나 기능을 상실해 신경들이 말을 듣지 않는 상태다. 결과적으로 장기들의 기능도 저하되는 것이다.

면역 단계	면역의 진행 상태	증상
1단계	점막과 척수 단계에서 이물질을 제대로 처리하도록 미리 염증을 막아 반사하는 상태	증상 없음
～～～～～～～ 안전한 면역 ～～～～～～～		
2단계	점막과 척수에서 이물질을 반사하지 못하고 염증으로 해결하는 상태	염증과 회복, 흉터
3단계	점막과 척수의 과도한 긴장으로 척수 기능 저하나 기능상실로 신경이 말을 듣지 않는 상태	만성염증과 질병

등면역을 키우면 1단계 면역인 안전한 면역을 지킬 수 있다. 힘들여 싸우지 않고도 이기게 되며, 점막과 척수에서 반사해 해결한다. 염증이나 암, 만성질환으로 가지 않고 가볍게 치료하는 힘을 내 안에 기르는 것이다. 가래로 막을 큰 구멍이 생기기 전에 호미로 가볍게 막아내는 것이 안전한 면역이다.

몸을 지키는 가장 쉬운 방법

세균을 없애는 방법을 생각해보자. 항생제를 써서 적극적으로 죽이는 것과 힘 안 들이고 알아서 없어지도록 환경을 조성해 면역력을 기르는 것이 있다. 퀴즈프로에서 1등 하는 방법도 비슷하다. 내가 제일 많이 맞춰서 1등을 하는 경우도 있지만 힘들여 싸우지 않고 이기는 법도 있다. 다른 사람들이 감점됨으로써 내가 1등을 하는 환경을 만드는 것이다. 안전한 면역은 좋은 환경을 만들어 조금 더 쉽게 제자리로 돌리는 면역이다. 장점막에서 속면역으로 해결하고 끝내는 것이고, 척수에서 신경면역으로 해결하고 끝내는 것이다. 그러면 염증 없이 해결되고 염증이 생겨도 빨리 없어진다.

결국 얼마나 안전한 면역력을 갖고 있느냐가 통증 없는 몸을 만들고 삶의 질을 높인다. 질병의 많은 부분은 병이 생기기 전인 미병未病의 단계에서 안진힌 면역력으로 해결할 수 있다. 미병이란 아직까지 병리적 증상이 생기지 않은 상태로 병리적 증상이 생기기 직전까지의 상태를 말한다.

이 미병 상태에서 건강한 사람도 하루에 3,000~5,000개의 암세포가 생긴다. 암세포는 매일 생기지만 모두 암에 걸리지 않는 이유는 안전한 면역기능이 제대로 작동하기 때문이다. 즉 면역 균형을 이루고 있는 것이다. 이 면역 균형은 등을 지키는 것에서 시작된다.

때로는 보지 못해서 다행인 경우도 있다. 우리가 미생물과 미(세)먼지를 눈으로 볼 수 있다면 신경 쓰여서 못 살 것이다. 미병도 보이지 않으니 신경 쓰지 않게 된다. 한편으론 다행이기도 하다. 하지만 미병은 그냥 두면 염증이나 암으로 진행하기 때문에 안 보이는 미생물인 유산균과 척수신경으로 미리 차단하는 게 좋다. 이것이 안전한 면역의 상태다.

항생제와 스테로이드보다 등면역이 우선

쉬운 예를 하나 더 들어보자. 회사에 문제가 생기는 경우는 크게 두 가지로 나뉜다. 새로운 직원이 들어와서 문제가 생기는 경우와 있던 직원들끼리 문제가 생기는 경우다. 몸으로 치자면 전자를 감염이라 하고, 후자를 비감염이라 할 수 있다. 그리고 문제는 몸의 염증에 비유할 수 있다.

이제 문제의 해결책을 찾아보자. 새로운 직원이 와서 문제를 일으킬 때, 즉 감염으로 인해 염증이 생겼을 때의 해결책은 새 직원을 퇴출하는 것이다. 항생제가 하는 일이다. 반대로 회사

내 있던 직원들끼리 싸우고 부딪히는 경우, 즉 비감염으로 인한 염증의 해결책은 서열을 정리하는 것이다. 스테로이드가 하는 일이다. 두 경우 모두 면역으로 미리 해결하지 못해 염증이 생겨 항생제와 스테로이드를 써야 한다. 안전한 면역이 해결할 상황을 넘어선 상태다.

특히 비감염 염증은 외부요인 없이 내부적으로 염증을 만드는 경우다. 타격이 지속적이고 만성적으로 계속되면 원인과 해결책을 찾기 어려울 수 있다. 이럴 때 자가면역질환이 생긴다. 그래서 염증이 지속돼 항생제와 스테로이드를 쓰지 않도록 스스로 치유할 수 있는 면역환경을 만드는 것이 중요하다. 즉 면역의 균형을 잡으면서 건강을 유지해야 면역으로 염증을 예방할 수 있다.

안전한 면역은 5149

안전한 면역은 저울에 비유해 설명하면 이해하기 쉽다. 저울은 균형을 유지할 때 가장 안전하고 아름답다. 많이 기우는 것보다 흔들리지 않는 듯 보이는 상태, 즉 눈금 51과 49 사이를 왔다 갔다 하는 것이 면역저울의 가장 좋은 상태다. 등면역의

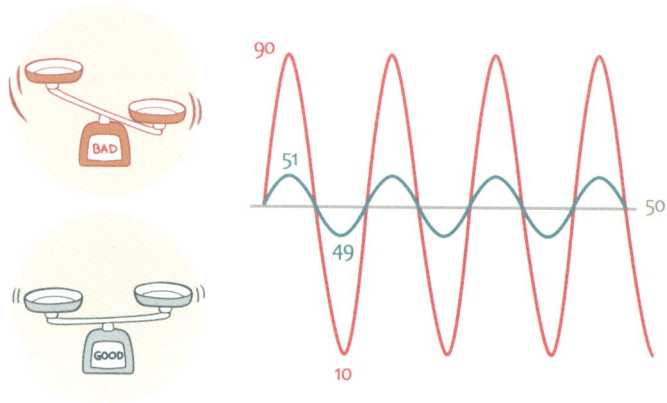

궁극인 안전한 면역은 오일사구(5149)다.

면역은 제자리로 돌아올 수 있는 힘이고, 안전한 면역은 조금 더 빨리 제자리로 돌아올 수 있는 힘이다. 저울처럼 기울어질 수는 있지만 다시 제자리로 돌아올 수 있는 힘이 있어야 몸은 건강하다. 이왕이면 수평에서 크게 벗어나지 않는 상태를 유지하는 것(5149)이 안전한 면역이다. 기울어진 상태로 그대로 있거나 저울 자체가 고장이 났다면 이미 깨진 면역이다. 오락가락 왔다 갔다 차이가 큰 것은 비정상 면역이다. 말하자면 일할 때와 쉴 때가 분명한 사람이 면역력이 좋다. 건강하게 살려면 삶의 진폭을 줄여야 한다.

차이가 크게 나면 제자리로 돌아오는 데 힘이 많이 든다. 제자리로 돌아오는 데 드는 힘을 줄이려면 그때그때 마무리를 잘

해야 한다. 예를 들어 누구나 밥을 먹지만 밥 먹은 후 식탁을 떠날 때 정리를 하고 가는지 그냥 엉망으로 해놓고 가는지는 차이가 있다. 정리하지 않고 다른 일을 할 수도 있지만 다음 식사를 할 때 해야 할 일은 더 많아진다. 식탁에 남은 음식과 설거지 거리가 오염돼 바로 치울 때보다 더 많은 힘을 들여야 한다.

지금 스텝을 잘 끝내야 다음 스텝으로 나아갈 수 있다. 마무리는 이런 작은 디테일의 차이에서 판가름 난다. 면역의 균형도 마무리가 중요하다. 이 마무리를 등 속 면역의 자율신경인 등허리신경과 목꼬리신경이 담당한다.

안전한 면역은 유연한 판단력

안전한 면역이 길러지면 몸은 어떻게 될까? 우선 척수신경과 짐믹 그리고 유산균이 그때그때 상황을 고려해 유연하게 판단하고 대처한다. 안전한 면역은 '위험하니까 피해'라고 신호를 보낸다. 반면 불안전한 면역은 어떨까? '위험할지도 모르니까 아무것도 하지 마'라거나 '위험이 닥칠 테니 중무장하고 긴장하고 있어'라는 잘못된 신호를 보낸다. 기능장애와 과민반응이 대표적이다.

유연한 판단력은 중력 받을 때와 탄력 받을 때를 잘 안다. 온종일 중력만 받아도 힘들고 탄력만 받아도 힘들다. 중력을 받는 것은 본질로서 목꼬리신경과 같고, 탄력을 받는 것은 긴장하며 일하는 것으로 등허리신경과 같다. 쉬는 게 중력을 받는 것이고, 일하는 게 탄력을 받는 것이다. 이 둘의 균형이 면역이다. 중력은 지구에 사는 누구나 받는 에너지다. 걷고 앉고 눕는 모든 순간에 중력의 영향을 받는다. 이 중력에 순응하면 몸이 이완되고 중력에 적당히 맞서면 탄력을 키울 수 있다.

안전한 면역의 단계에서는 그때그때 상황에 유연하게 대처해 염증과 병을 만들지 않는다. 면역도 나이가 들고 상황이 달라지면 그에 따라 변한다. 면역도 변심한다. 면역력은 상승과 하강의 주기를 갖고 변화하며, 남녀 간의 차이와 생애 변동도 있다. 그렇기 때문에 안전한 면역의 단계를 유지해 다양한 경험으로 유연한 대응력을 가져야 한다. 안전한 면역은 유연하게 변하기에 꼰대가 될 수 없다. 꼰대는 기준과 전제가 변하지 않고 그대로를 고집하며 자기주장만 하는 것인데, 면역은 유연하게 판단하는 힘이기에 꼰대가 될 수 없다. 그것을 판단하는 것도 등이다.

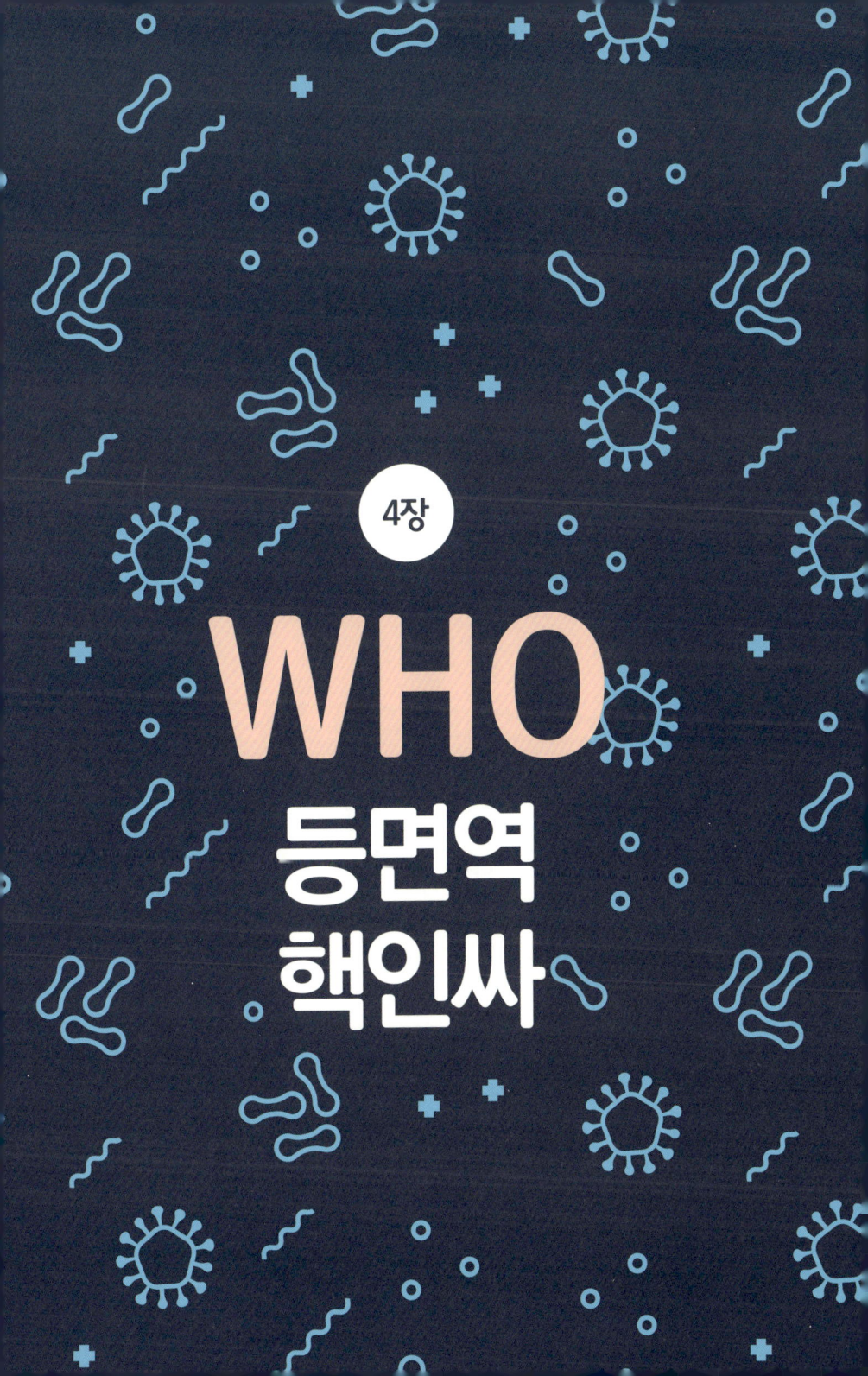

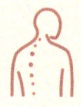

등은 모든 국민의 안전한 면역을 지켜주고
다양한 질환을 치료한다.
특히 바로바로 도움을 받을 수 있는
환자들이 있다.
장면역과 등면역의 원리로 직접 치료한
환자들의 사례가 그 효과를 그대로 증명한다.

4장
―
WHO
등면역 핵인싸

자가면역질환

아플까 봐 미리 아픈 사람들

원인도 모르고 이유 없이 아픈 사람들에게 등면역은 특히 중요하다. 통증에는 두 가지가 있다. 맞아서 아픈 통증과 맞을까 봐 아픈 통증이다. 맞아서 아픈 통증은 방망이 같다. 퇴행성으로 오래 쓰고 녹슬어서 아픈 것이다. 방망이로 맞았으니 가해자가 확실해 맞을 때만 아프고 맞은 부위만 아프다.

반면 맞을까 봐 아픈 통증은 바늘 같다. 자가면역질환으로 숙성된 통증이다. 대표적인 면역질환인 류머티즘은 뇌에서 나쁜 액이 신체 각부로 흘러들어가 통증을 일으킨다는 의미다.

맞을까 봐 걱정이 돼서 내가 만들어내는 물질이 온몸을 돌아다니는 바늘처럼 계속 통증을 유발시킨다. 아플까 봐 아픈 건 결국 면역 문제다. 장과 등을 지키면 아파서 아픈 일은 있어도, 아플까 봐 아프지는 않다.

맞을까 봐 걱정돼서 내 몸이 내 몸을 공격하는 자가면역질환은 치료사례도 다양하다. 지난해 봄, 제법 따뜻해진 날씨였다. 그날 62세 여성이 파리한 얼굴에 겨울옷 차림새로 내원했다. 1년 전, 레이노증후군 진단을 받았으나 증상 호전이 없었다고 했다. 레이노증후군은 추위나 심리적 변화로 인해 손가락이나 발가락 혈관에 허혈 발작이 생기고 피부 색조가 변하는 질환이다. 레이노증후군은 약이 따로 없다고 들어, 별다른 처방 약은 먹지 않고 있었는데 통증이 계속되어 나를 찾아온 것이다.

그녀는 젊었을 때부터 손발이 찬 편이었다고 했다. 특히 왼쪽 두 번째, 세 번째 손가락이 심하게 아파서 대학병원 류마티스내과에서 검사를 받았고, 류마티스 양성과 레이노증후군으로 진단받았다고 했다. 5년 전부터 양손과 양쪽 발가락이 저리고 아린 증상이 있었고, 특히 겨울에는 증상이 더욱 심해졌다. 지나칠 정도로 따뜻하게 입은 차림새가 이해되었다.

명백한 면역질환이기에 식습관과 생활습관을 점검했다. 13년 전 담낭 절제 수술을 받은 후부터는 기름진 음식을 먹으면 상복부 통증이 간헐적으로 생겨 음식을 먹고 싶은 마음이 별로 없다고 털어놨다. 지금도 소식을 하면서 불규칙하게 식사를 하고 있으며, 6년 전부터는 변비가 자주 생겨 고생했음에도 식습관을 바꿀 생각은 안 하고 있었다. 그녀는 진료 중에 바람이 들어오거나 추위가 느껴지면 손가락이 아픈지 손가락을 자주 만졌다. 손발이 저리고 통증이 느껴진다고 했다.

변비와 불규칙한 식습관을 바로잡기 위해 유산균을 처방했다. 그리고 식사량을 조금씩 늘리는 처방과 함께 장면역 치료를 했다. 놀랍게도 2주 후부터 변비 증상이 호전되고 입맛이 살아나 식사를 규칙적으로 할 수 있게 되었다. 통증을 해소하기 위해 관련 있는 부위를 마사지하고 신경 치료를 하는 등면역 치료 후 손가락 통증도 많이 호전되어서 일상생활에 불편이 거의 없게 되었다.

등을 풀면 면역체계가 치료된다

또 다른 자가면역질환을 치료한 사례가 있다. 4년 전, 34세 여성이 기쿠치병으로 내원했다. 20대 후반에 목 쪽 림프절이 자꾸 부어서 진료와 검사를 받은 후 자가면역질환의 일종인 기쿠치병으로 진단을 받았다고 했다. 일본의 의사인 기쿠치 kikuchi와 후지모토 Fujimoto에 의해 1972년 의학계에 처음으로 알려지게 된 '기쿠치병'은 조직구 괴사성 림프절염이라고도 불린다. 20~30대의 젊은 동양인 여성에게서 자주 나타나며, 발열과 피로감, 관절통이 주요 증상이지만 발진, 야간 발한, 구토 등이 나타나기도 한다.

그녀도 평소에 늘 피로하고, 발진이 자주 일어났다는 불편함을 호소했다. 바로 유산균을 처방한 후 장면역 치료로 2주 뒤 증상이 호전되었고, 한 달 정도 치료한 후에는 피로감도 거의 없어져 치료를 마쳤다. 그러다가 2년 후 그녀가 또 찾아왔다. 심한 두통과 전신 통증이 생겨 대학병원 응급실에 내원하여 뇌수막염이 의심된다는 소견을 들었다고 한다. 당시 임신 시술을 진행 중이었기에, 적극적인 치료가 망설여져 다른 방도를 찾다가 나를 찾아온 것이다.

2회 등면역 치료를 하고 전신 통증이 줄어들어 일상이 편해졌다고 했다. 등을 펴고 무릎을 붙이는 자세를 하루 15분씩 하는 등면역운동을 처방했으며, 평소에도 자주 등을 의식하고 등을 펴는 것을 잊지 말라고 당부했다. 2주 후 통증이 거의 사라졌다. 이후에도 해독주스와 유산균 등으로 꾸준히 장면역 치료를 하며 관리했고, 임신에 성공했다. 임신 중에도 기쿠치병 증상이 재발하지 않았으며 순산에 성공했다.

아플까 봐 걱정이 돼서 아플 때, 장면역 치료와 등면역 치료법은 그 자체로 강력한 효과를 발휘한다. 등을 풀면 온몸의 면역체계가 치료하기 시작한다. 온갖 난치성 자가면역질환을 효과적으로 치료하는 방법이다.

우리가 누구에게 맞아서 아플 때는 원인을 확실히 알고 치료할 장소도 정확히 알기 때문에 두렵지 않다. 다만 좀 아프고 귀찮을 수는 있다. 하지만 아플까 봐 걱정이 돼서 갑자기 여러 군데가 아프다면 이것은 면역의 문제라 장과 등이라는 기본 균형을 잡아주어야 한다. 나 혼자 작은 일을 확대·재생산해서 겁먹고 아픈 것이므로, 본인 스스로 병을 키우고 있는 셈이다. 작은 일을 이렇게 키우는 곳이 바로 등이다. 그래서 등을 펴고 마사지하며 치료하는 등면역 치료가 답이다.

4장

WHO
등면역 핵인싸

급성통증 & 만성통증

온갖 통증으로 아픈 사람들

아플까 봐 아픈 것 말고 진짜 아파서 아픈 통증도 등면역으로 치료할 수 있다. 급성통증과 만성통증 모두 면역과 관계가 있는데, 면역이 좋아지면 통증을 치료할 수 있다는 반가운 연구 결과도 최근에 나왔다.

암세포를 죽이는 것으로 잘 알려진 '자연살해세포NK Cell'가 만성통증 치료에도 활용될 수 있다는 사실을 서울대 치의학대학원 연구진이 발표했다. 선천성 면역세포인 자연살해세포는 바이러스에 감염된 세포나 암세포를 공격해 제거한다. 그런데 자연살해세포가 바이러스뿐만 아니라 손상된 신경도 제거할 수 있다는 사실을 새롭게 밝힌 것이다.

조금 복잡하지만 그 과정을 살펴보자. 손상된 말초신경에서는 특정 단백질 RAE-1이 높게 발생한다. 이 단백질을 매개로 자연살해세포와 손상 신경세포 사이에 선택적 신경면역시냅스가 형성된다. 시냅스synapse는 신경세포 연결 부위를 뜻하며 자극에 따라 구조가 역동적으로 조절된다.

신경면역시냅스가 형성되면 자연살해세포는 신경세포에 독성물질을 분비해 손상 신경을 선택적으로 제거한다. 그러면 손상 신경섬유가 제거된 자리에는 새 신경이 자라나 정상적 기능을 회복하게 된다.

좀더 단순하게 정리하자면, 자연살해세포가 상처나 수술로 인해 손상된 신경섬유를 제거하고 건강한 세포로 대체해 통증이 장기화되는 것을 막아주고 통증을 줄여주는 기능이 있다는 것이다. 손상된 신경섬유가 딱딱해지면 면역 균형을 잃어버린다. 즉 신경이 손상되어 신호를 제대로 받지 못하는 것이다. 자연살해세포가 손상된 신경세포를 빨리 제거하면 상처가 생기지 않는다. 그러나 상처가 반복되고 회복에 실패하면 양성종양 섬유종 덩어리가 된다.

수술하기 전에 등부터 돌봐라

지난해 여름, 건장한 체격을 지닌 51세의 남성 환자가 갑작스러운 통증으로 내원했다. 평소 건강한 체질이라 특별한 지병은 없고 건강검진은 모두 정상이었다. 하지만 평소 과중한 업무와 스트레스를 받고 있었다. 지나치게 깔끔한 성격으로 청소를 강박적으로 열심히 했다.

그러다가 어느 날부터 어깨와 손과 다리 쪽이 저린 증상과 요통 등이 생겨서 정형외과 병원을 방문해 진료했다. 그 결과 목 디스크, 허리 디스크, 척추관 협착증 등을 진단받았고 수술을 권유받았다. 수술하지 않고 치료하는 방법을 찾기 위해 나를 찾아왔다.

스트레스를 줄이기 위해 한 달 정도 등면역 치료를 진행했다. 지속적인 등면역 치료를 하면서 폼 롤러에 누워 등 스트레칭하기와 걷기 등의 근육 이완 및 강화 운동을 처방했다. 그리고 3개월간 꾸준히 실천했다. 2회 만에 눈에 띄게 목과 허리 통증이 감소되어 자세가 좋아진 것을 환자 스스로 느꼈다. 달라진 효과를 느낀 환자는 효과를 신뢰하며 등면역 치료와 운동을 성실히 했다. 결국 수술할 필요가 없을 정도로 증상이 많이 호전되었다.

3년 전 찾아온 77세의 여성 환자도 등면역 치료로 만성 요통을 완치했다. 소화불량이 심해 거의 먹지 못하다 보니 1개월 만에 몸무게가 53킬로그램에서 44킬로그램로 갑자기 줄어들었다. 혼자 걱정하다가 결국 40대부터 만성적으로 아팠던 허리 통증이 심해져 내원했다. MRI상 척추측만증과 디스크 진단을 받아 물리치료 받고 있으나 호전되지 않아 걱정이 가득한 얼굴이었다.

유산균을 비롯한 장면역 치료와 등면역 치료를 동시에 시행했다. 그다음 주부터 소화장애가 사라지고 요통도 개선되었다며 얼굴이 밝아졌다. 등면역 운동을 병행하자, 3년 동안 힘들어했던 소화장애가 바로 그다음 주부터 개선되고 현재까지도 유지되고 있다.

등면역이 제때 작동되면 안전한 면역권에 들기 때문에 상처를 빨리 치유하고 회복한다. 결국 상처가 종양까지 가지 않게 하는 길은 등면역 치료와 운동이다. 사람의 상처 회복 능력은 결국 면역물질이 손상된 신경섬유를 제거하는 능력의 차이로 결정된다. 손상된 신경들의 잘못된 연결이 만성통증을 유발하기 때문에 면역세포가 이를 빨리 제거하는 것이 통증을 감소시키는 것이다.

자연살해세포는 좋은 유산균이 많고 등의 척수신경이 장기에 제대로 된 신호를 보낼 때 증가한다. 결국 장면역과 등면역만 잘 관리해도 통증이 생기지 않을뿐더러 통증 치료도 훨씬 쉬워진다. 등면역이 균형 잡히면 덜 아프다.

4장
WHO 등면역 핵인싸

오십견

중년의 어깨 통증으로 고생하는 사람들

 중년의 대표적인 어깨 통증은 오십견이다. 50~60대 여성에게서 많이 발생하는 어깨 통증으로 50대 전후로 쉽게 나타난다고 해서 붙여진 이름이다. 어깨 관절을 싸고 있는 관절낭이 염증으로 인해 두꺼워지고 오그라들어 관절이 굳어버린다. 어깨가 얼어버린 것처럼 굳는 느낌을 호소하는 환자가 많아 동결견이라고도 부른다. 낮보다 밤에 통증이 심하고, 누워 있을 때 통증과 불편함을 느낀다.

 과거에 오십견은 치료하지 않고 방치해도 저절로 회복되는 질환이라는 오해가 있었다. 하지만 최근에는 정확한 기전이 발견되고 다양한 치료방법이 소개되면서 빠른 치료가 가능한 질환으로 인식이 바뀌었다.

몇 개월 전, 편두통으로 치료를 한 적이 있는 53세 여성이 이번에는 오십견으로 내원했다. 한랭 두드러기 증상과 소화불량, 변비 증상이 악화되어 있었다. 특히 오십견으로 손을 들 수 없을 정도의 고통을 호소했다. 다치지도 않았는데 불현듯 어깨 통증이 시작되어 팔을 위로 올리거나 뒷짐을 지는 동작이 힘들다고 했다. 소리를 지를 정도의 통증이 동반되었다. 특히 야간에 통증이 심해 아픈 방향으로 돌아눕기조차 힘들다고 호소했다.

병원의 진단은 없었지만 그녀의 병증은 꽤 다양했다. 면역 균형이 제대로 고장 난 것이다. 20년 전부터 오래된 편두통 증상이 있었는데 월 1~2회 정도 나타나던 증상이 최근 1년 동안 악화된 상태였다. 1년 정도 회사 일로 스트레스가 많았다고 했다. 사회생활을 시작하면서부터 소화불량 증상에 시달렸지만 위 내시경 검사에서는 흔한 위염조차 없이 깨끗하다는 소견이 나왔다. 스트레스를 받기 시작한 1년 정도 전부터 증상이 악화되어 3개월째 한약을 복용하고 있었다. 또 5년 전부터는 변비 증상이 악화되어 고생 중이라고 했다.

생활습관은 좋은 편이었다. 흡연과 음주는 하지 않았고, 하루 세 끼 규칙적으로 식사하는 편이었다. 고기는 자주 먹지 않고 채소를 잘 챙겨 먹었으며, 밀가루 음식은 자제하고 있었다. 운동은 10년간 헬스와 필라테스를 했으나 1년 전 사고로 오른쪽 인대가 끊어진 이후에 운동을 중지한 상태였다.

등 근육을 써야 팔이 올라간다

여러 증상을 종합해보니 스트레스로 인한 등면역 이상과 장면역 기능저하로 보았다. 항산화제와 함께 유산균을 하루 2알씩 2번 복용하라고 처방했다. 그리고 등 쪽에 굳어 있는 부위와 특별히 운동성이 떨어지는 부위를 포함해 신경 치료를 했다. 그녀는 어깨 운동 범위가 제한돼 팔을 올리는 데 어려움을 겪었지만 어깨에 좋은 스트레칭을 하고 등을 함께 스트레칭할 것을 처방했다.

팔을 올리고 움직이는 데 중요한 역할을 하는 근육이 바로 등 근육이다. 등 근육을 써야 팔이 올라간다. 꾸준한 스트레칭으로 어깨 근육과 등 근육을 함께 회복했다. 오십견은 한쪽 어깨에 통증이 잦아든 뒤 반대쪽 어깨 통증으로 이어지기도 한다. 다른 어깨질환으로 이어질 가능성도 컸지만 그녀는 추가 통증 없이 증상이 호전되었다.

 그다음 주부터는 소화장애가 없어지고 변비가 호전되었으며, 편두통도 좋아졌다. 2주 뒤에는 우측 어깨에 운동장애가 있다고 호소해서 등면역 치료를 했더니 바로 증상이 좋아지는 걸 확인할 수 있었다.

4장

WHO
등면역 핵인싸

입 냄새 & 구강건조

원인 모를 입 냄새로 힘들어하는 사람들

지난해 여름, 30대 여성 환자가 마스크를 쓰고 찾아왔다. 3년 전부터 혀에 불편한 증상이 있었다고 한다. 혀에 쓴맛이 느껴지고 갈라지는 증상이 생겼는데, 최근에 심해지면서 입 냄새도 생겨 내원했다. 입 냄새로 대인관계의 불편함을 호소했으며, 상담을 하는 동안 눈을 맞추지 않았다.

입이 말라 입맛이 없어 살이 빠지고 입 냄새 때문에 자신감이 떨어지는 것을 느낀다고 했다. 등이 경직되어 있었고, 입 냄새에 신경 쓰느라 표정도 굳어 있었다. 진료 내내 등을 구부리며 이야기하는 것도 눈에 띄었다. 입 냄새는 누구나 경험하는 흔한 현상이지만, 주변 사람들에게 불쾌감을 줄 수 있어 신경이 많이 쓰인다.

스트레스와 입 냄새의 상관관계

입 냄새는 주로 위나 구강 건강을 의심하는 경우가 많다. 그런데 이 환자는 자주 침이 마른다고 했다. 입에 침이 마르는 구강 건조증이 의심되었다. 그래서 스트레스를 많이 받느냐고 물어봤다. 최근 큰 회사로 옮겨 업무량이 많고 스트레스도 많다고 했다. 밤낮없이 과로하고 지나치게 신경 쓰다 보면 자율신경의 균형이 무너지고 면역력이 약화되어 병에 걸리기 쉽다.

이런 경우 나는 입 냄새는 등면역과도 연관이 있다. 구취를 없애기 위해서는 무엇보다 맑은 침이 잘 흘러나오는 것이 중요하다. 침은 쉴 틈 없이 분비되는데, 보통 하루 분비되는 양은 1~1.5리터 정도다. 긴장하거나 피곤하면 침 분비가 줄어드는데, 침의 분비는 자율신경에 의해 지배되기 때문이다.

스트레스로 인해 등허리신경이 항진되면 타액선의 분비기능이 떨어지게 되어 침이 조금만 분비되거나 입안에 침이 잘 돌지 않게 된다. 그러면 입 속을 깨끗하게 하는 세정효과가 떨어져 입 냄새가 많이 난다.

반면 마음이 편할 때는 목꼬리신경이 작용해 맑은 침이 많이 분비된다. 스트레스를 많이 받는 사람에게서 입 냄새가 많이 난다면 입이나 위보다 등면역을 먼저 살펴봐야 한다.

4장

WHO
등면역 핵인싸

골다공증

뼈가 잘 부러지는 사람들

골다공증은 골밀도가 줄어들고 뼈의 미세 구조가 나빠지는 질환이다. 골다공증이 생기면 단단하던 뼈가 푸석푸석하게 변해서 약간의 충격만 받아도 쉽게 골절이 생길 수 있다. 파골세포와 조골세포의 균형이 무너져 파골세포의 속도가 조골세포의 속도보다 빠를 때 나타나는 병이다.

우리가 공기 없이 한시도 살 수 없는 것처럼 뼈 없이는 근육을 조금도 움직일 수 없고, 우리 몸을 지탱할 수도 없다. 세포 내 DNA의 정상 복제도 면역기능도 제대로 하지 못한다. 뼈는 칼슘 창고다. 음식으로 섭취해 필요량만큼 칼슘이 흡수되지 않으면 필요할 때마다 뼈에 있는 칼슘을 가져다 소비한다. 뼈에 있던 칼슘이 혈액으로 빠져나가면 뼈는 약해지게 마련이다.

그러면 근육의 힘이 더 필요하게 되고 혈관 벽에 칼슘이 붙으면서 혈관 벽이 딱딱해진다. 결국 혈액의 영양분과 산소 운반에 지장을 주고 면역력은 떨어진다. 또한 뼈에 충분한 칼슘이 없으면 뼈에 구멍이 나게 되고 급기야는 골절도 일으키게 된다.

고령화 사회가 되면서 관절질환 중 하나인 골다공증 환자도 늘어나고 있다. 실제 '골다공증'으로 진료를 받은 사람이 매년 5~6퍼센트씩 증가하는 추세다. 특히 남성보다 여성 골다공증 환자가 약 12.3배나 많아 여성에게 더 위험한 관절질환이다.

몇 년 전 진료한 50대 여성 환자가 찾아왔었다. 작은 충격에도 뼈가 잘 부러진다고 호소했다. 넘어질 때 손으로 바닥을 짚어 손목이 부러섰는데, 한 달 후에 엉덩방아를 찧으며 넘어져 고관절에 금이 가서 치료하느라 애를 먹었다고 했다. 뼈 치료가 거의 끝났지만 평소에도 다리에 힘이 없고 아파서 잘 걷지 못하는 상황이었다. 그녀는 자가면역성 만성습진으로 스테로이드를 오랫동안 복용해온 이력이 있었다.

유연한 등 근육, 뼈도 튼튼하게 한다

하도 잘 부러지니 뭔가를 하는 것이 겁나 집에만 있게 되고, 그러다 보니 기억력도 현저히 떨어져 이름이나 전화번호가 기억나지 않는 일이 많아졌다고 했다. 그녀에게 두 달 동안 등면역 치료를 실시하고 30분 정도 산책과 매일 20분씩 폼 롤러에 등을 대고 스트레칭하라고 처방했다. 2주 후 증상이 호전되어 처음에는 힘들었던 30분 산책 시간을 더 연장했으며, 가족 여행도 계획할 정도로 무기력을 회복했다.

여성호르몬 중 하나인 에스트로겐은 뼈 건강과 직결된다. 에스트로겐은 파골세포 활동을 억제한다. 폐경기 여성에게 골다공증이 흔하게 나타나는 이유는 에스트로겐 분비가 줄어들어 골밀도가 급격히 감소하기 때문이다. 또한 신장기능이 저하되면 칼슘과 인의 균형이 깨진다. 이때 칼슘을 조절하는 부갑상샘호르몬이 칼슘과 인의 균형을 위해 파골세포를 자극한다. 그러면 파골세포는 뼈를 깎아 혈액에 칼슘을 내보내게 되는 악순환이 벌어진다.

게다가 그녀처럼 스테로이드를 장기과다 복용해도 뼈 건강에 좋지 않다. 스테로이드를 오래 먹으면 조골세포의 활동을 떨어뜨려 골다공증을 유발하고 카페인, 음주, 흡연, 운동 부족도 골다공증을 유발한다.

그녀에게 운동 처방을 했던 이유는 이렇다. 운동을 할 때 근육에서 이리신irisin이라는 호르몬이 나온다. 이리신은 에너지의 방출, 전환, 저장 및 이용의 모든 과정인 에너지대사에 관여한다고 생각하지만 주목할 만한 다른 기능이 있다. 바로 해마에서 신경성장을 촉진하는 기능이다. 해마는 둥근뇌 안에 있는 변연계로 학습과 기억을 담당한다. 즉 운동을 하면 학습능력도 증가되고 기억력도 향상된다.

이리신은 운동할 때 근육에서 나와 뼈를 재구성하는 데도 관여한다. 골세포는 외부자극을 감지해서 뼈를 만들거나 파괴하는 일을 조절한다. 이리신은 활성산소, 즉 과산화수소로부터 골세포를 보호한다. 운동하면 나오는 이리신은 결국 골다공증이 생기지 않도록 돕는다. 등 근육이 유연한 상태에서 운동을 하며 움직이면 기억력도 좋아지고 골밀도가 높아져 뼈도 튼튼해진다.

4장

WHO
등면역 핵인싸

알레르기&아토피

난치성 피부질환으로 가려운 사람들

난치성 피부질환의 하나인 아토피는 건조한 계절에 특히 심하다. 한번 발병하면 쉽게 낫지 않고 심한 가려움이나 각질, 진물 등의 다양한 증상들이 나타난다. 게다가 2차 감염으로 세균, 곰팡이가 발생할 수 있어 더 신경을 써야 한다.

미세먼지와 꽃가루가 심하던 지난해 봄, 33세 남성 환자가 아토피로 병원을 찾아왔다. 그는 극심한 가려움증을 호소했으며, 손목에는 긁어서 생긴 상처와 자국이 있었다. 한쪽 팔은 얼마나 긁었는지 피부가 두껍고 어둡게 변해 있었다.

그는 봄마다 꽃가루 알레르기, 비염, 아토피 증상으로 대학병원까지 방문해 진료를 받았다. 하지만 약을 먹을 때만 증상이 반짝 좋아질 뿐 완전히 호전되지는 않아 나를 찾아온 것이다. 매년 봄이 되면 너무 힘들어서 일상생활을 제대로 할 수 없을 정도인데, 미세먼지까지 겹쳐 그 증상이 더 심하다고 했다.

사회생활을 시작하면서 체중이 늘어 내원 당시 과체중이었으며, 2년 전부터는 다래끼 염증과 성기 헤르페스 등이 자주 생겨 불편하다고 털어놨다. 특히 스트레스를 많이 받으면 증상이 악화되었다.

아토피는 신체 내부적인 문제와 외부의 환경적인 요인으로 생긴다. 몸속 면역력 문제로 생기는 대표적 질환이다. 면역체계 교란으로 인해 면역력이 약화되고, 인체 내에서 발생한 열과 독소가 배출되지 못하고 쌓이면서 염증으로 변해 가려움증과 피부발진이 나타난다. 면역 상태가 건강하지 못할 경우, 몸이 외부 환경 변화에 민감히게 반응하고 그로 인한 여러 가지 증상들이 겉으로 드러나게 되는 것이다.

아토피는 체내 복합적인 문제들이 얽혀 인체 면역에 이상이 생겨 나타나는 면역질환이자 과잉 병으로 몸속의 본질적인 원인을 파악하는 치료가 이뤄져야 한다. 아토피 치료의 근본은 스스로 몸이 여러 가지 외부요인으로부터 견뎌낼 수 있도록 면역 균형을 맞추는 데서 시작한다. 그래서 아토피에도 등 치료와 운동이 효과적이다.

몸속 본질적인 원인부터 찾아라

그는 장면역 치료를 두 달 동안 꾸준히 받은 후 알레르기, 아토피 증상이 호전되어 알레르기 약 없이도 일상생활을 잘할 수 있게 되었다. 다시 봄이 돌아왔지만 심한 증상은 없었다고 한다. 등면역 치료로 다래끼와 헤르페스 재발 증상도 확실히 호전되었다.

취미로 친구들과 밴드를 결성해 노래를 부른다고 해서 호흡을 할 때 깊게 들이 마시고 천천히 내뱉는 호흡 연습을 처방했다. 잦은 헤르페스는 근본적으로 면역 저하 문제이기 때문에 면역 치료가 도움이 되었다고 할 수 있다.

피부는 내 몸속을 보여주는 거울이라는 말이 있다. 그만큼 우리의 몸속과 피부는 서로 긴밀하게 연결되어 있다. 몸속 건강을 되찾는다면 아토피가 사라지고 피부 건강을 되찾게 되는 것은 당연한 일이다.

아토피를 치료하려면 일상생활 관리도 필요하다. 발병 원인에 환경적 요인도 있기 때문이다. 기본적으로 피부가 건조하지 않도록 목욕과 보습에 신경 쓰고, 피부를 청결하게 유지하는 게 좋다. 무엇보다 편안한 마음을 갖는 것이 중요하다.

4장

WHO
등면역 핵인싸

자궁근종 & 생리통

여성질환으로 괴로운 사람들

여성질환과 등면역은 깊이 연관되어 있다. 올해 초, 왼쪽 서혜부 통증이 있었던 43세 여성이 자궁근종에 요통까지 생겨서 내원했다. 한의원에서 물리치료를 받았고, 가정의학과 의원에서 진통제를 처방받아 복용하고 있었다. 그녀는 1년 전 왼쪽 서혜부에 따끔따끔한 통증이 몇 초간 짧게 지속되는 증상이 있었다는데, 최근 들어 빈도가 더욱 잦아졌다고 했다.

산부인과에서 진료와 검사를 받았고, 골반염 등의 다른 병은 진단되지 않았다. 자궁근종이 3개 정도 있다고 했다. 초경은 중

학교 2학년 때 시작했고, 출산력은 없으며 미혼인 상태였다. 생리는 28일마다 규칙적으로 하는 편인데 생리통이 심했다. 또 6개월 전부터 생리양이 많이 줄었다. 통증치료도 중요했지만 여성질환으로 면역체계의 불균형이 감지되어 등면역 치료를 했다. 2주 만에 생리통이 현저히 줄어들고 생리 양도 점차 늘어났다.

사람이 체외로 노폐물을 배출하는 곳은 크게 두 군데며 소변과 대변으로 배출된다. 그런데 여성은 하나 더 있다. 바로 생리혈이다. 남성이 여성보다 통풍이 많은 이유가 생리를 하지 않기 때문이다. 통풍의 원인이 되는 요산이 여성의 경우 생리혈을 통해 빠져나간다. 그래서 여성의 생리는 이번 달 임신 실패의 증거도 되시만 노폐물 배설의 의미도 있다.

자궁도 등면역의 영향을 받기 때문에 스트레스가 심해지면 자궁으로 가는 혈류량과 산소공급량이 줄어들어 통증이 생긴다. 이것이 생리통이다. 심장에 영양을 공급하는 혈관이 좁아져 산소공급량이 줄게 되면 통증을 느끼는 것과 같은 원리다. 자궁건강을 챙기고 생리통을 줄이기 위해서라도 먼저 등을 펴야 하며, 등이 조절하는 자율신경이 균형을 이루도록 하면 생리통도 줄일 수 있다.

자궁도 등면역의 영향을 받는다

여성의 아랫배 속에 들어 있는 장기들을 떠올려보자. 맨 앞에 방광이 위치하고, 그 뒤에 자궁, 장, 척추 순으로 있다. 여성의 장면역과 등면역에 같이 관여하는 것이 이 골반 속 장기들이다. 장에 가스가 차면 앞에 있는 자궁과 방광을 배 쪽으로 밀고 뒤에 있는 척추를 자극해 등면역을 방해하게 된다. 그래서 생리통이나 요통은 장에 가스가 차지 않고 원활하게 소화와 배설이 이루어지는 것과 연관되어 있다.

그녀에게 장면역 치료와 등면역 치료를 병행했다. 생식기와 연결된 등의 부위를 마사지하고 평소에 뒷짐 지고 걷기를 처방했다. 2주일도 지나지 않아 증상 호전이 있었고, 그다음번 방문에서 서혜부 통증은 완전히 사라졌다.

여성질환 이야기가 나왔으니 짚고 넘어갈 게 있다. 등을 펴는 여성은 건강하고 아름답다. 쇄골미인이라는 말이 있는데 사실 쇄골이 보이는 것은 등면역에서도 중요하다. 우리 몸 구석구석에 있는 림프에서는 몸의 기름 찌꺼기를 걸러낸다. 몸의 독소와 노폐물을 처리하는 림프의 마지막 종착역은 쇄골 밑에 있는 정맥, 쇄골하정맥이다. 그래서 쇄골 아래쪽이 부어 있으면 림프 순환이 잘 안 된다는 뜻이며, 찌꺼기가 쌓여 있다고 봐야 한다. 림프에 모인 독소와 노폐물은 쇄골하정맥으로 들어가 정수 처리되어서 심장으로 들어가게 된다.

이런 림프순환이 1분에 5~8회 정도 돌고 있다. 이 림프순환이 잘 되려면 일단 등을 펴고 가슴을 내밀어 쇄골이 어깨에 가려지지 않도록 해야 한다. 등을 쭉 편 등미인의 쇄골이 아름다운 이유다. 쇄골미인은 등미인이다. 또한 아름다운 몸매를 원하는 여성이라면 등부터 다이어트해야 한다.

다이어트의 기본은 몸에서 정체되어 있는 곳을 풀어주는 것이다. 대표적인 상습 정체 구간은 바로 등이다. 등 주위 근육이 굳어 신경과 혈관의 흐름을 막아 살이 찌고 면역 기능이 떨어져서 병이 생긴다. 등을 풀면 자궁근종과 생리통 등의 여성질환을 치료할 수 있고, 아름다움은 덤으로 따라온다. 등미인이 건강미인이다.

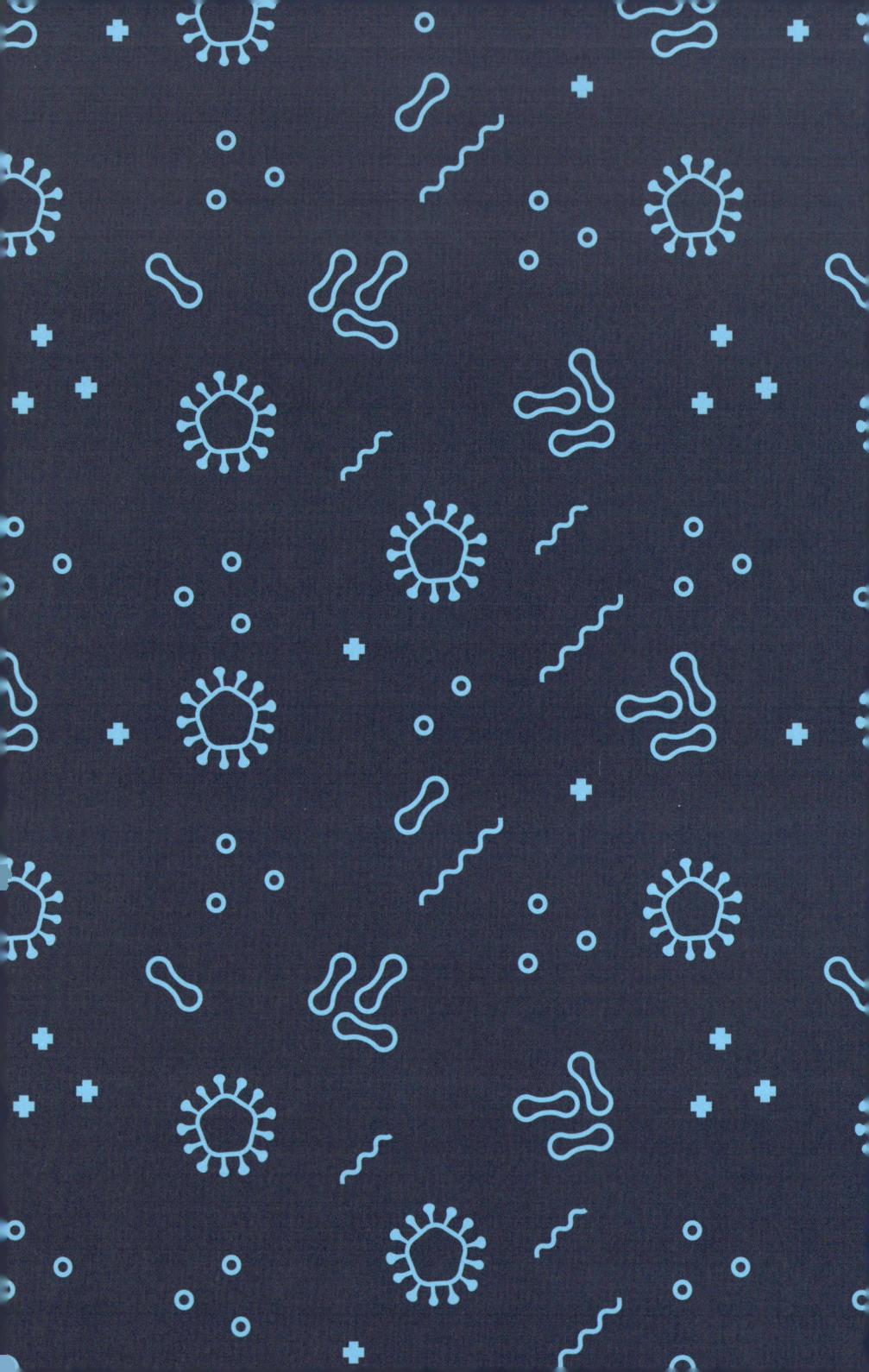

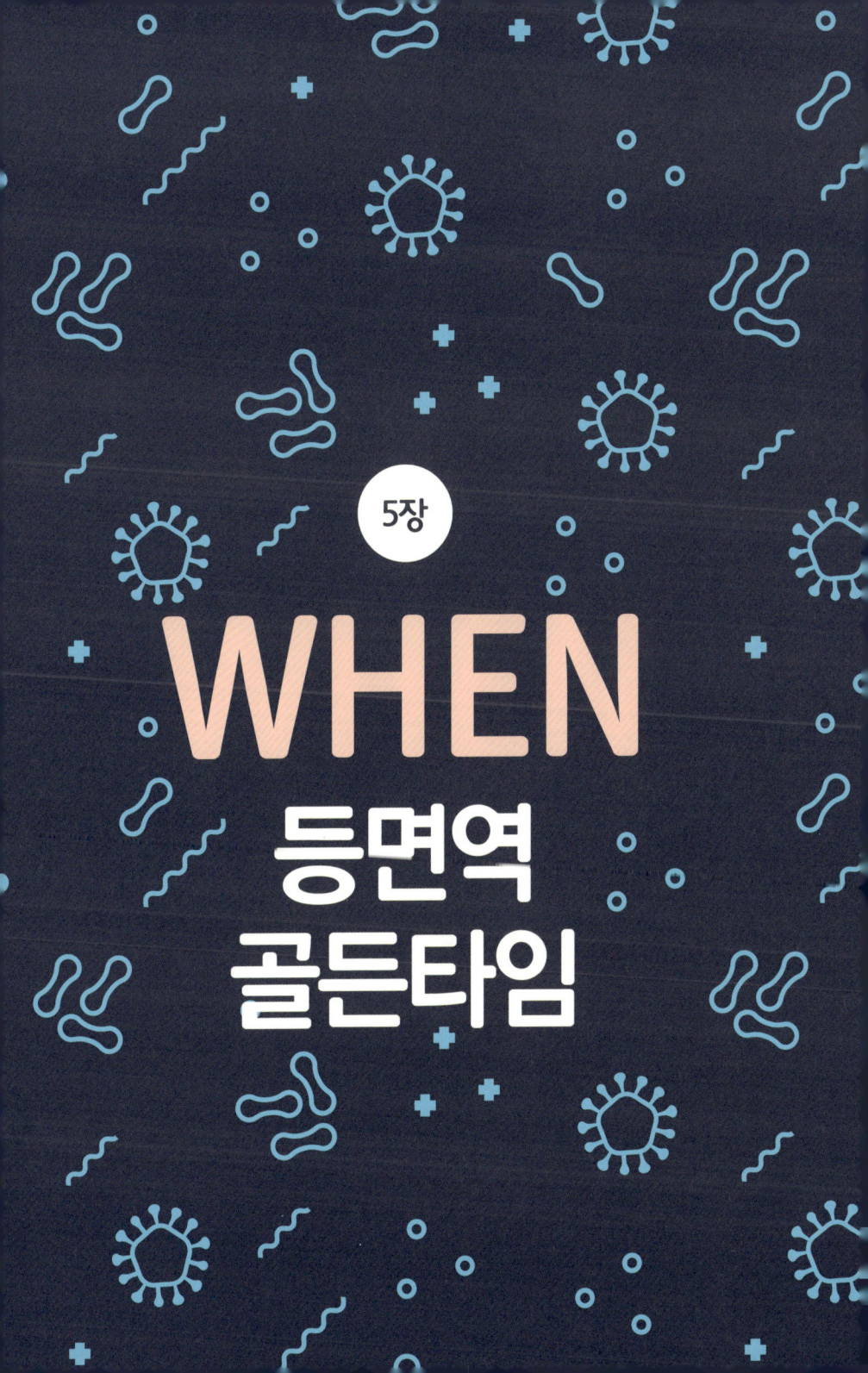

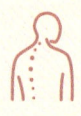

등면역의 골병타임이 오기 전에
골든타임을 잡아야 한다.
내 등면역 점수가 내 건강의 바로미터다.
염증이 되기 전에 치료하고
암이 되기 전에 치료할 수 있는 곳이 등이다.
내 등면역, 시간과 면역 점수를
제대로 진단해보자.

5장

WHEN
등면역 골든타임

당신의
등면역 점수는?

'뭉치면 살고 흩어지면 죽는다'는 말이 있는데 등은 정반대다. 등은 뭉치면 죽고 흩어져야 산다. 아름다워지기 위해 펴야 할 것은 주름이 아니라 등이다. 등을 펴고 뭉친 등 근육을 푸는 등타임을 가져라.

지금껏 등면역의 중요성과 원리에 대해 살펴봤으니 지금 내 등이 어떤 상태인지 알아봐야 할 것이다. 내 등면역 점수는 몇 점일까? 지금 바로 알아보자. 쉽고 명쾌한 등면역은 진단법도 쉽다. 2개의 진단표를 통해 내 등면역 점수를 알아보자. 면역 진단하기와 등 시간표 진단하기로 나눠진다.

· 내 면역 점수 진단하기 ·

등면역의 면역 진단 점수표를 공개한다. 면역의 균형을 맞추는 데 필요한 생활습관을 기준으로 25문항으로 구성했다. 아래 문항에 꼼꼼히 체크하며 내 면역 점수를 알아보자.

1 운동 습관은?

① 안 함 ② 걷기 ③ 근육 운동 ④ 걷기+근육 운동

2 하루 운동 시간은?

① 안 함 ② 30분 미만 ③ 30분~1시간 ④ 1~2시간

3 평소 할 수 있는 욕의 가짓수는?

① 10개 이상 ② 0~2개 ③ 6~9개 ④ 3~5개

4 하루 웃음 횟수는?

① 0~2회 ② 3~5회 ③ 6~9회 ④ 10회 이상

5 하루에 먼 산을 보는 횟수는?

① 0~2회 ② 3~5회 ③ 6~9회 ④ 10회 이상

6 하루에 마시는 물의 양은?

① 거의 안 마심 ② 500㎖ 미만 ③ 500~1,000㎖ ④ 1,000㎖ 이상

7 마시는 물 온도는?

① 얼음물　　② 찬 물　　③ 뜨거운 물　　④ 미지근한 물

8 한 번에 마시는 물잔의 크기는?

① 500㎖ 생수병　　② 머그잔　　③ 종이컵　　④ 소주잔

9 어떤 종류의 커피를 마시는가?

① 믹스　　② 라테　　③ 안 마심　　④ 원두커피

10 하루에 차를 얼마나 마시는가?

① 안 마심　　② 1잔　　③ 2잔　　④ 3잔 이상

11 일주일 동안 술 마시는 횟수는?

① 3회 이상　　② 2회　　③ 1회　　④ 안 마심

12 소주를 기준으로 한 주량은?

① 2병 이상　　② 1~2병　　③ 3잔~1병　　④ 0~2잔

13 일주일 동안 흡연하는 양은?

① 담배 2갑 이상　　② 담배 2갑 미만　　③ 금연　　④ 핀 적 없다

14 과일이나 채소를 즐겨 먹는가?

① 안 먹음　② 과일만　③ 채소만　④ 과일＋채소

15 해독주스나 삶은 채소를 먹는가?

① 안 먹음　　② 삶은 채소　　③ 해독주스　　④ 해독주스＋삶은 채소

16 발효음식이나 유산균을 먹는가?

① 안 먹음　　② 발효음식　　③ 유산균　　④ 발효음식＋유산균

17 고기나 생선을 즐겨 먹는가?

① 안 먹음　　② 고기만　　③ 생선만　　④ 고기＋생선

18 밀가루나 설탕을 먹는가?

① 밀가루＋설탕　　② 밀가루만　　③ 설탕만　　④ 안 먹음

19 울금이나 누룽지를 먹는가?

① 안 먹음　　② 누룽지　　③ 울금　　④ 울금＋누룽지

20 나이는?

① 76~100세　　② 51~75세　　③ 26~50세　　④ 0~25세

21 본인이 생각하는 자신의 신체나이는?

① 76~100세　　② 51~75세　　③ 26~50세　　④ 0~25세

22 고혈압, 고지혈증, 당뇨병이 있는가?

① 3가지 다　　② 2가지　　③ 1가지　　④ 없음

23 우울감이나 염려증이 있는가?

① 우울감 + 염려증   ② 염려증   ③ 우울감   ④ 없음

24 허벅지 굵기는?

① 50cm 이하   ② 51~55cm   ③ 56~60cm   ④ 61cm 이상

25 1년 동안 감기 걸리는 횟수는?

① 5회 이상   ② 3~4회   ③ 1~2회   ④ 없음

·········· 진단 결과 ··········

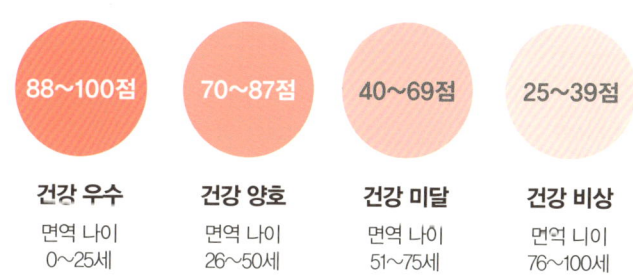

건강 우수
면역 나이
0~25세

건강 양호
면역 나이
26~50세

건강 미달
면역 나이
51~75세

건강 비상
면역 나이
76~100세

1번은 1점, 2번은 2점, 3번은 3점, 4번은 4점으로 25문항을 합산한 점수가 **자신의 면역 점수다.** 내 면역 점수에 따라 건강과 면역 나이가 4등급으로 나눠진다. 건강 우수는 안전한 면역의 상태로 등이 뭉쳐 있지 않아 면역 신호등에 파란 불이 켜졌다고 비유할 수 있다. 건강 양호는 면역 신호등 노란불, 건강 미달과 건강 비상은 빨간불이다.

· 내 등 시간표 진단하기 ·

등면역의 진단시간표를 공개한다. 등허리신경과 목꼬리신경의 균형을 기준으로 만든 시간표다. 내 등면역의 시간표는 잘 지켜지고 있을까? 하루의 등면역 시간표를 진단해보라.

구분	기준 시간	나의 등면역 시간
앉아 있는 시간은?	8시간 (한국 평균 7.5시간)	
걷는 시간은?	2시간	
서 있는 시간은?	6시간	
누워 있는 시간은? (수면＋휴식)	8시간	

기준시간은 등면역을 위해 지켜야 할 등면역 시간표다. 기준시간 옆에 자신의 등 시간을 체크해보라. 가능하다면 매일 체크해서 지키려고 노력하면 좋고, 몸이 피로하거나 힘들 때 체크해서 실천해도 좋다.

· 진단 결과 ·

기준에서 넘치거나 부족한 시간을 체크한다. 넘치거나 부족한 시간만큼 1시간당 15분씩 등타임 기본자세 운동을 통해 시간표를 제자리로 돌릴 수 있다. 특히 면역 신호등에 빨간 불이 켜진 건강 미달과 건강 비상은 등타임 기본자세를 15분씩 더 추가해서 매일 할 것을 권한다.

[예시]

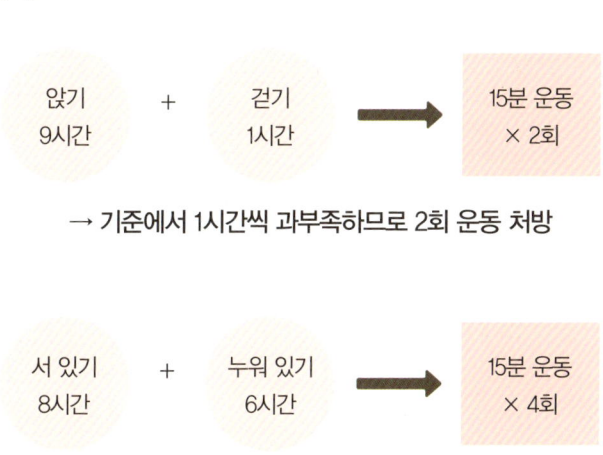

→ 기준에서 1시간씩 과부족하므로 2회 운동 처방

→ 기준에서 2시간씩 과부족하므로 4회 운동 처방

등면역의 골병타임이 오기 전에 골든타임을 잡아야 한다. 자신의 등면역 시간표가 기준시간에서 2시간 이상씩 넘친다면 골든타임을 놓치고 있다고 볼 수 있다. 매일 15분씩만 투자하면 1시간씩 등면역 시간을 늘릴 수 있다.

5장

WHEN
등면역 골든타임

등타임을 위한 마음가짐

먼저 비워라

　골든타임을 놓치기 전에 등타임을 가져야 한다. 등타임을 위해서는 먼저 비우는 마음가짐이 필요하다. 비울 때 몸이 이완되고 어떤 것이든 편안하게 받아들일 수 있다. 이때 목꼬리신경이 몸을 치유한다.

　등에 있는 신경의 긴장을 줄이고 비운다고 생각하며 등을 펴라. 등이 굳어 있으면 신경도 실타래처럼 엉켜 장기에게 정확한 명령으로 신호를 전달하기 어렵다. 등타임을 가지면 신경이 가는 길도 비워져 장기에게 신호를 잘 보낼 수 있다. 신경이 지나가는 길을 비우는 간단한 일이 등을 펴는 것이다.

장면역과 등면역의 불균형으로 생기는 과민성장증후군도 세 가지를 비우면 낫는다. 마음과 시간, 속을 비우는 것으로 완치된다. 그 방법도 의외로 간단하다. 먼저 숙면을 통해서 마음을 비울 수 있다. 자고 일어나면 엉킨 마음이 개운해진다. 또 운동을 통해서 시간을 비워보라. 운동은 시간을 내야만 할 수 있다. 운동을 하면 자연스레 시간이 비워진다. 마지막으로 음식을 통해서 몸속을 비워라. 좋은 것을 충분히 잘 먹고 소화하면 몸에 쌓이지 않고 속을 비울 수 있다.

조금씩 꾸준히 하라

등 근육과 척추 그리고 척수신경의 기능을 끝까지 차근차근 다 써야 한다. 치약을 아래에서부터 찬찬히 말아서 끝까지 다 쓰듯이 단계를 밟아 세밀하게 살펴야 한다. 이미 등이 굽거나 질병이 생겼다 해도 소멸할 때까지 포기해서는 안 된다. 소멸消滅이 희미해지는 것이라면 사멸死滅은 갑자기 없어지는 것이다. 사멸은 느닷없이 죽음을 맞는 것이자 포기해버리는 것이다.

결국 모든 것이 죽어서 없어지는 것이지만 할 수 있을 때까지 포기하지 않고 내가 할 수 있는 일을 하는 것이 중요하다. 등도 차근차근 써서 소멸하는 것이 바람직하다. 등면역에 늦은 때란 없다. 지금 당장 시작하면 된다. 하는 만큼 확실하게 좋아진다. 머리로 아는 것은 몸으로 아는 것을 이기지 못한다. 2주일만 꾸준히 등타임을 실천해서 면역이 길러지는 것을 느껴보라.

등낯가림을 견뎌라

낯선 것에 호감을 느끼기는 어렵다. 아기가 태어날 때부터 안겨 젖을 먹던 엄마의 냄새를 좋아하는 것도 그런 이유다. 낯선 것은 경계하고 싫어하게 마련이다. 등도 낯가림을 한다. 처음에는 낯설어서 등을 펴야 면역이 좋아지고 자율신경신호가 제대로 작동한다는 것을 의심하고 싫어할지도 모른다. 하지만 계속 보고 듣고 익숙해지면 호감을 느끼게 된다.

등을 펴는 자세는 그동안 하지 않아서 낯설 뿐이다. 익숙해지기만 하면 호감으로 바뀔 뿐 아니라 건강의 기본인 면역을 지키는 가장 좋은 운동이 될 것이다. 처음에는 불편하더라도 조금씩 등을 펴는 연습을 하자. 삶은 꾸준한 연습이다. 낯선 것을 익숙하게 바꾸는 과정에서 면역은 탄탄해지고 비호감은 경계를 풀어 호감의 세계로 바뀐다. 우리는 등낯가림을 넘어 등과 친해져야 한다.

약발보다 등발을 믿어라

아침마다 한 움큼의 약을 먹는 사람들이 있다. 먹을 약이 얼마나 많은지 약 알람까지 맞춰놓고 약 먹는 시간을 챙긴다. 이런 상황을 보면 각종 영양제와 만성질환을 완화시키는 약에게 우리는 너무 쉽게 몸을 내준다.

약발로 실 깃인지 등발로 살 것인지 선택은 내가 할 수 있다. 약발로 사는 것은 내 몸의 주인이 되지 못한 채 내 안의 자연을 믿지 않는 태도다. 약발은 절대 오래가지 못한다. 내 몸에서 스스로 만들어진 치유의 힘이 아니라 외부에서 주입한 약은 이미 진행된 병과 응급 상황에서만 유효하다. 약보다 등이다. 평생 꼿꼿하고 유연한 등으로 사는 등발은 약도 끊게 만들고, 건강한 노후를 약속할 것이다. 약발보다 등발이다. 약 먹는 시간보다 등 펴는 시간, 등타임을 챙겨야 한다.

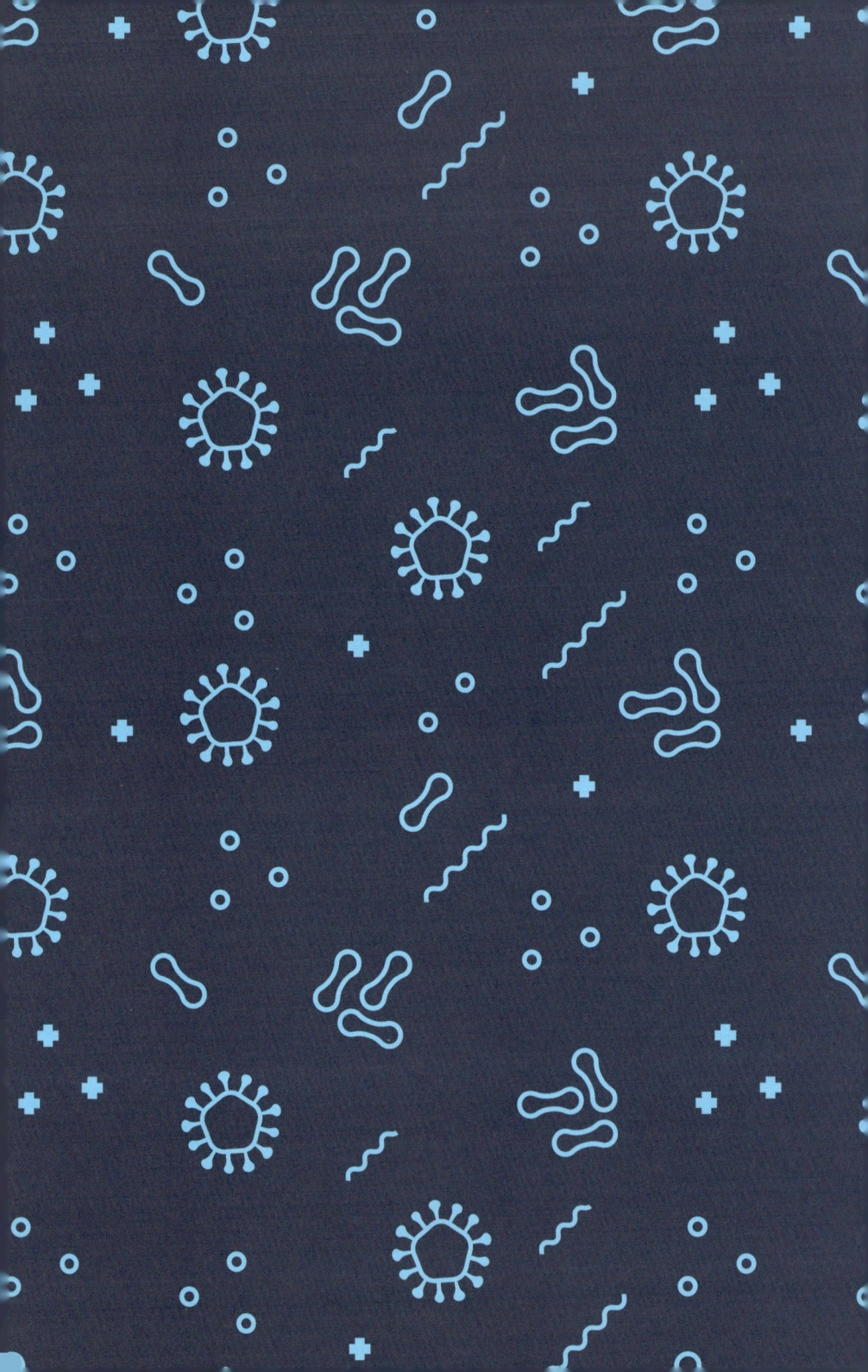

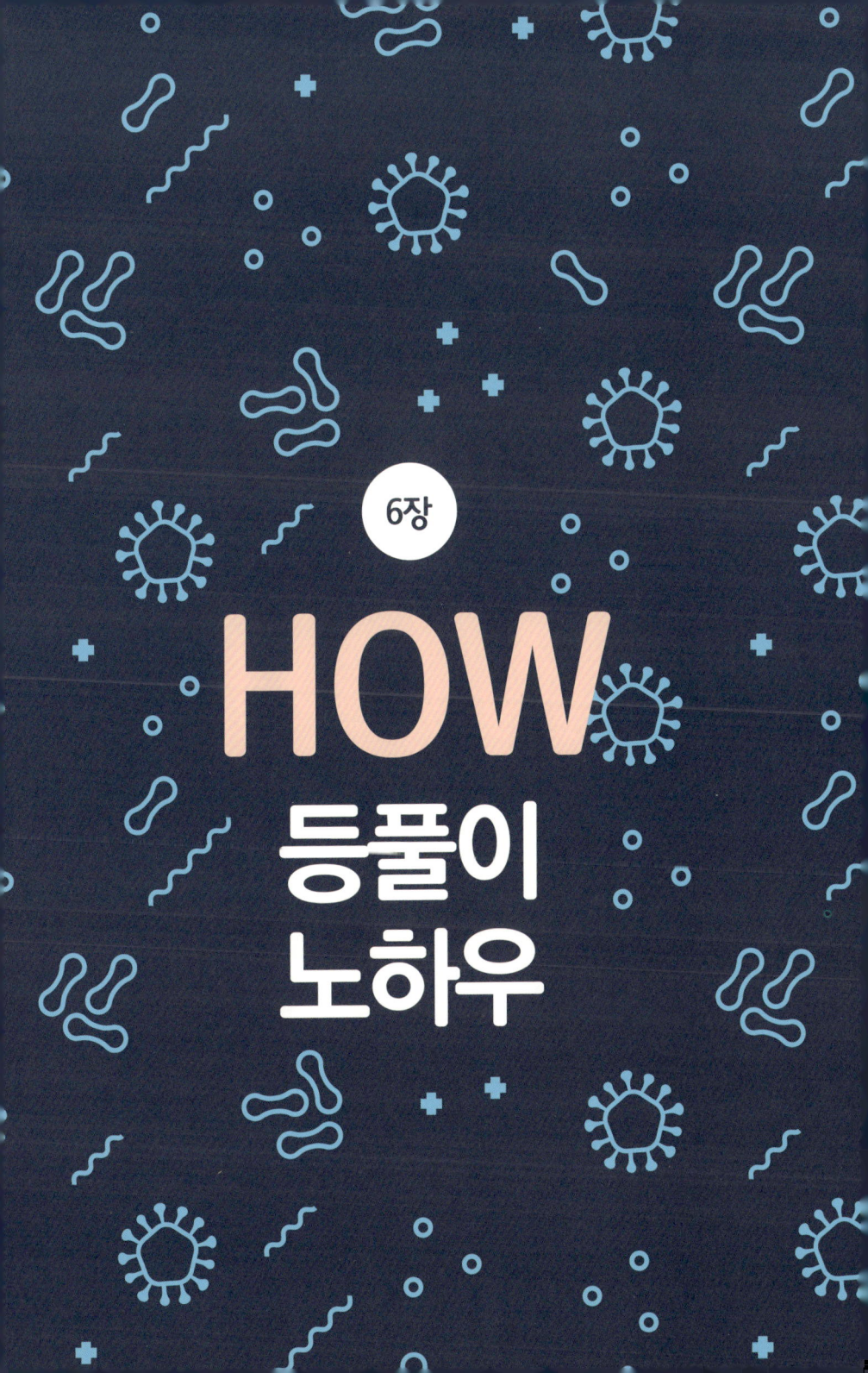

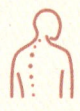

등풀이를 통해 통증과 질환을
스스로 치료할 수 있다.
등풀이에는 운동법과 치료법이 있다.
운동법은 등 근육을 풀어주기 위해
등을 펴고 바른 자세를 유지하는 '자세 운동'이다.
치료법은 영역별로 마사지를 하거나
포인트별로 지압을 해 풀어주는 것이다.

6장
―――
HOW
등풀이 노하우

등풀이 운동법

누구나 쉽게 따라 할 수 있는 등풀이 기본자세에는 두 가지가 있다. 기본자세를 매일 15분씩 하면 등타임을 제자리로 돌릴 수 있다.

스트레스로 인해 자극을 받고 뭉쳐 있던 근육들이 풀리면서 등에 있던 척수신경이 살아난다. 신경이 원래 지배했던 장기에게 제대로 된 신호를 보낼 수 있으며 등끈도 잘 움직인다. 흔들리던 면역 균형이 다시 잡히기 시작한다. 이때 긴장이 이완되고 마음이 편해지는 것을 경험할 수 있다.

등을 풀어주는 기본자세 두 가지는 무엇이며 어떻게 하는지 자세하게 살펴보도록 하자.

똑바로 앉아서 무릎 붙이기

　등을 펴고 무릎은 꿀 먹은 듯 딱 붙이는 자세다. 일명 꿀무릎 등쫙 자세. 앉아 있을 때는 서 있을 때에 비해 척추가 받는 하중이 1.5배가량 크기 때문에 오래 앉아 있을수록 척추 질환이 생길 위험성이 높다. 오랜 시간 잘못된 자세로 앉아 있으면 허리에 피로감과 통증이 쉽게 찾아온다. 때문에 일상에서 등풀이를 하려면 먼저 잘 앉는 법을 배워야 한다. 등을 펴고 무릎을 붙여 바르게 앉으면 당당한 자신감이 생긴다. 바르게 앉는 의자왕이 되자.

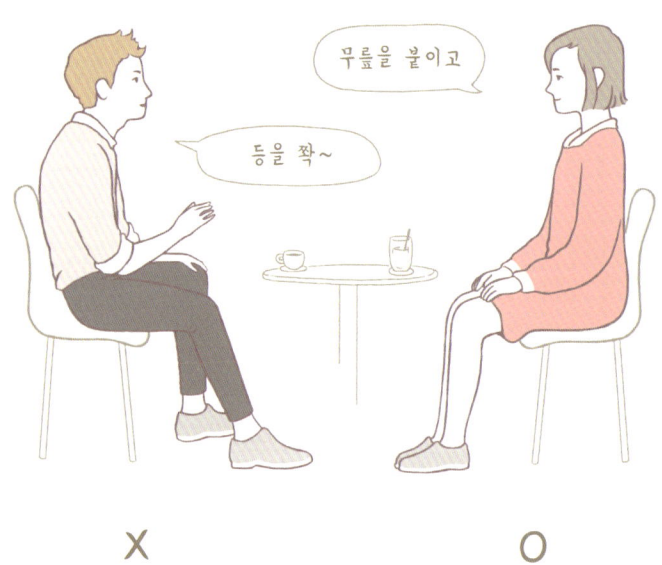

등 스트레칭하기

폼 롤러에 등을 대고 누워서 스트레칭을 해보자. 폼 롤러를 놓고 그 위에 눕는다. 목부터 꼬리뼈까지 폼 롤러에 올리고 손은 바닥으로 툭 내려놓으면 등이 펴지고 이완된다. 위아래 좌우로 움직여도 좋지만 그대로 누워 있는 것만으로도 등풀이가 된다. 눕기 힘든 환경이라면 미니 짐볼을 활용해도 좋다. 미니 짐볼을 벽에 대고 위아래로 굴리면서 스쿼트 동작을 하면 스트레칭에 도움이 된다. 일하는 틈틈이 사무실에서도 할 수 있다.

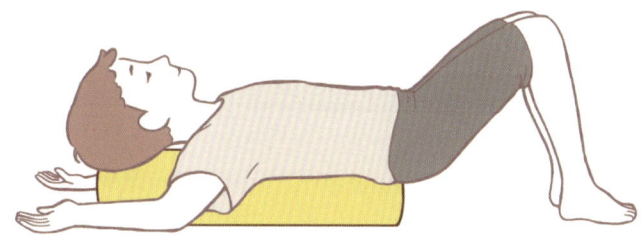

등 푸는 선생의 친절한 가이드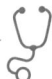

· 의자왕 되기 ·

의자에 앉는 올바른 자세는 아래와 같다.
앉아 있는 자세를 검점해보라.

1. 등받이에 허리를 최대한 밀착시켜 척추의 만곡을 유지하라.
2. 양 무릎을 딱 붙여 허벅지에 힘이 들어가게 하라.
3. 천추가 닿도록 엉덩이를 의자 등받이 깊숙이 넣어라.
4. 엉덩이를 바싹 당기고 배꼽을 등으로 끌어당기면서 배에 힘을 줘라. 이는 요가나 필라테스에서 코어근육을 만들 때 하는 자세이기도 하다.

아래와 같이 비유적으로 생각해보면 조금 더 쉽다.

1. 위에서 누가 머리를 당기는 것처럼 생각하라.
2. 최대한 귀와 어깨를 멀리 둔다고 생각하라.
3. 귀가 목보다 앞으로 빠져나와 있지 않도록 하라.
4. 엉덩이가 아니라 궁둥이로 앉는다고 생각하라.
   엉덩이 바로 아랫부분이 궁둥이다.

일상에서 응용할 수 있는 등풀이 방법은 무궁무진하다. 일할 때나 책을 읽을 때, 걸을 때나 쉴 때도 틈틈이 등을 펴야 한다는 생각으로 움직이면 다양한 등풀이 방법을 찾아낼 수 있다.

뒷짐 지고 등쫙하기

걷거나 서 있을 때도 등을 생각하고 펴라. 마치 열중쉬어를 하듯이 손으로 뒷짐을 지고 있으면 등이 펴진다. 생각해보면 뒷짐을 지고 있는 노인은 등이 곧은 경우가 많다. 백back을 세워야 백세를 건강하게 살 수 있다. 노인 건강의 적신호는 등이 굽는 것이다. 등이 곧은 어른들은 그래도 건강한 편이다. 신성이 제대로 신호를 전달하고 있기 때문이다.

등운전하기

운전하면서도 등풀이를 할 수 있다. 미니 땅콩 짐볼만 준비하면 된다. 땅콩 모양으로 생겨 등에 받치기 좋고 폼 롤러와 달리 부드러워 등을 마사지하며 좌우로 움직이기 쉽다. 미니 땅콩 짐볼을 등에 받치고 좌우로 움직이면 자연스레 마사지가 된다. 땅콩 짐볼 하나만 있으면 운전이 꼼짝 않고 있는 고역의 시간이 아니라 등타임이 된다. 자가운전으로 출퇴근하는 사람에게도 따로 시간 낼 필요 없이 할 수 있는 좋은 등풀이 방법이다.

등샤워하기

등샤워는 아침에 일어나 세수하고 머리를 감을 때 등을 풀어주는 방법이다. 샤워기로 머리 감으며 거품을 낼 때 물줄기에 등을 대면 등샤워가 된다. 물줄기의 압력은 의외로 세다. 물줄기의 압력이 등을 마사지하면서 등을 풀어줄 것이다. 매일 하는 일 사이에 등면역에 도움이 되는 자세를 살짝 끼워넣으면 부담 없고 쉽다. 복잡하고 어려우면 생각하는 것만으로 지쳐서 포기하게 된다.

등팩하기

여성들은 1일 1팩을 할 정도로 팩이 대중화되었다. 그런데 얼굴에만 팩을 할 것이 아니다. 등에도 팩을 하면 좋다. 등팩 재료는 다양하게 응용할 수 있다. 팩으로 특정 부위를 덮고 자극해 줄 수 있는 것이다. 먼저 바셀린을 고루 펴 바르면 좋다. 그리고 마스크 팩이나 집에서 자주 쓰는 물티슈도 가능하다. 거기에 티트리와 로즈마리 등의 아로마 오일을 뿌리면 더욱 효과가 좋다.

압박을 통해 자극을 주고 싶은 부위에 바둑알을 붙이고 탄력 붕대를 감아주는 것도 효과가 있다. 내 몸의 마취제라 할 수 있는 엔도르핀은 피부를 만져 적당한 고통을 느낄 때 나온다. 딱 그 강도로 등팩하고 마사지하면 좋다.

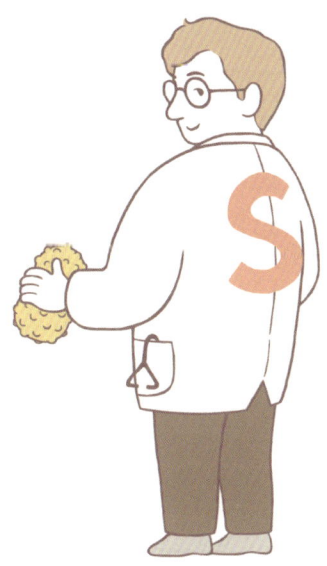

등터치하기

소중한 사람을 응원해주고 싶다면 등을 만져줘라. 소중한 사람의 손을 잡아주기보다 등을 터치해주면 좋다. 아래위로 등을 쓰다듬어주면서 마사지하면 긴장이 풀린다. 사랑하는 사람의 등을 만져주고 쓰다듬어줘야 한다. 등을 마사지하면 근육이 풀린다. 특히 사랑하는 사람의 마음이 담긴 터치라면 그 효과는 탁월할 것이다. 근육과 함께 마음도 풀린다. 소중한 사람의 등 터치로 서로의 자존감도 쑥쑥 높일 수 있다.

웁스~ 호흡하기

웁스~호흡은 면역 S라인인 횡격막을 움직인다. 호흡 한 번으로 머리부터 발끝 근육까지 1초 만에 신호가 전달된다. 피도 잘 순환되고, 소화도 잘되는 그야말로 강력한 근육운동이다. 스트레스를 받으면 호흡이 얕고 거칠어진다. 이때 웁스~호흡은 아주 효과적이다.

숨을 들이마실 때는 '웁' 하고 빨리 마시고 내쉴 때는 '스~~' 하며 천천히 내뱉어라. 빨리 들이마시고, 4번에 나누어 길게 내

쉰다. 케겔 운동도 같은 원리다. 호흡을 잘하면 횡격막이 움직여서 몸 전체 대사가 좋아질 뿐 아니라 등이 저절로 펴진다. 대체로 호흡을 잘 못 하는 사람이 허리가 아프다. 스트레스를 받을 때 소리 내 읍스~~ 읍스~~ 호흡하라.

등싱잉하기

호흡이 지루하다면 노래를 불러보자. 좀 더 즐겁게 횡격막 근육 운동을 할 수 있는 방법이다. 음악과 신체 리듬은 놀라울 정도로 닮았다.

4분음표 하나는 약 1초로 심장박동 횟수와 비슷하다. 심장은 1분에 약 60회 정도 뛴다. 또 노래 한 마디는 4초다. 사람은 횡격막 근육운동인 호흡을 4초에 한 번 한다. 음악과 신체 리듬의 완벽한 조화다. 한 소절인 4마디는 위 운동 한 번 할 때 걸리는 시간이고, 한 곡 전체는 3~4분으로 간 해독 한 번 할 때 걸리는 시간이다. 애창곡 한 곡을 부르면 횡격막이 근육을 움직여 등 근육도 좋아진다.

등웃하기

웃음도 횡격막 운동에 도움이 된다. 웃음은 인간만이 할 수 있는 유일한 표정이다. 웃으면 횡격막을 위아래로 움직여 복식호흡으로 대량의 산소를 들이마신다. 스트레스 물질 코르티솔을 줄이고, 뇌에서 엔도르핀을 분비시켜 분노나 공격의 호르몬 아드레날린을 중화시켜 말소시킨다. 웃음이 스트레스나 질환에서 우리 몸을 지키는 원리다. 웃을수록 횡격막의 움직임이 일어나 생명력은 강해지고 암이나 질병에 걸리지 않는다. 또 웃어서 기분이 좋을 때 나오는 엔도르핀은 면역력을 높여 같은 조건에서 회복이 빠르고, 질병에 걸리는 위험도 줄어든다. 자주 웃으면 엔도르핀 분비가 증가하고 무엇보다 웃음은 면역에 관여하는 호르몬에 영향을 미쳐 면역력을 높인다.

등 푸는 선생의 친절한 가이드

· 등풀이에 활용하면 좋은 도구 ·

미니 땅콩 짐볼, 미니 짐볼, 폼 롤러, 안마기, 진동 마사지기, 마스크 팩, 바둑알, 바셀린, 아로마 오일, 압박붕대, 남의 손

6장
———
HOW
등풀이 노하우

등풀이 치료법

등 푸는 선생의 핵심 노하우를 담은 등 치료법을 소개한다. 각종 통증과 질환을 해소해줄 등 치료법으로 환자들을 치료해 효과를 본 가이드다.

등 근육을 영역별로 나눠 풀어주는 기본 가이드와 포인트를 찾아 풀어주는 응용 가이드로 나뉜다. 기본 가이드는 질환에 따라 하나의 긴 직선과 2개의 다이아몬드로 등 근육을 풀어주는 것이다. 응용 가이드는 자주 아픈 9개의 등 포인트를 찾아 풀어주는 등풀이 치료법으로 조금 더 구체적인 질환의 치료를 돕는다.

증상별 등풀이 치료법

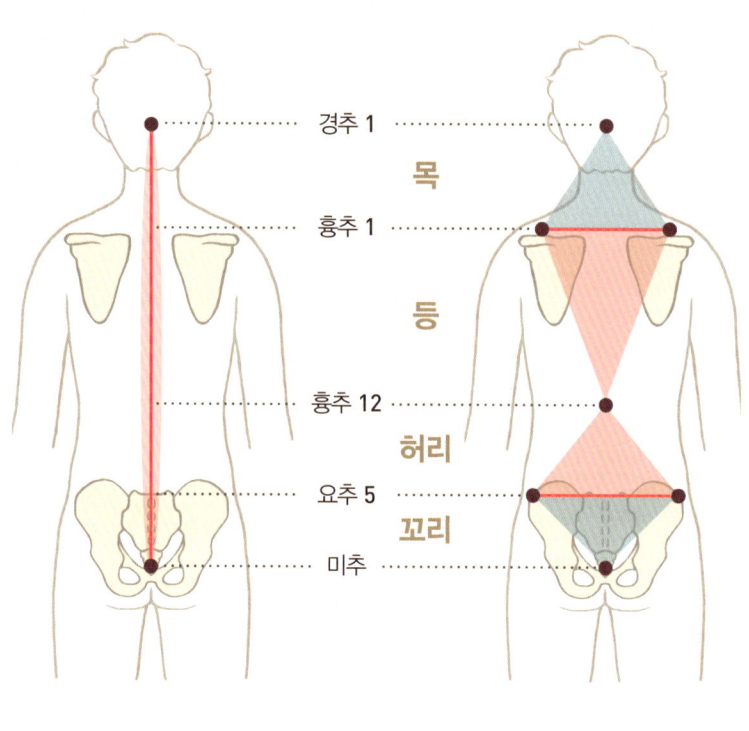

①
척추 주위 근육을
풀어준다.

②
2개의 다이아몬드
등 근육 존을 풀어준다.

구역별로 치료하기 좋은 질환은 아래와 같다.
자신의 질환에 따라 마사지할 영역을 찾는 인덱스로 사용하면 좋다.

목 + 등 구역을 풀면 좋은 질환

- 안구 통증
- 눈 침침함
- 어지럼증
- 불면증
- 구강 건조
- 두통
- 팔꿈치 통증
- 팔 저림
- 어깨 통증
- 등 옆구리 통증
- 앞가슴 통증
- 뒷목 통증

등 + 허리 구역을 풀면 좋은 질환

- 복부 통증
- 설사 변비
- 생리통
- 명치 통증

> 복부를 따뜻하게 하는 온열 치료를 함께하면 효과가 좋다.

허리 + 꼬리 구역을 풀면 좋은 질환

- 무릎 통증
- 둔부 통증
- 좌골신경통
- 전립선질환
- 회음부 통증
- 이상근증후군

포인트별 등풀이 치료법

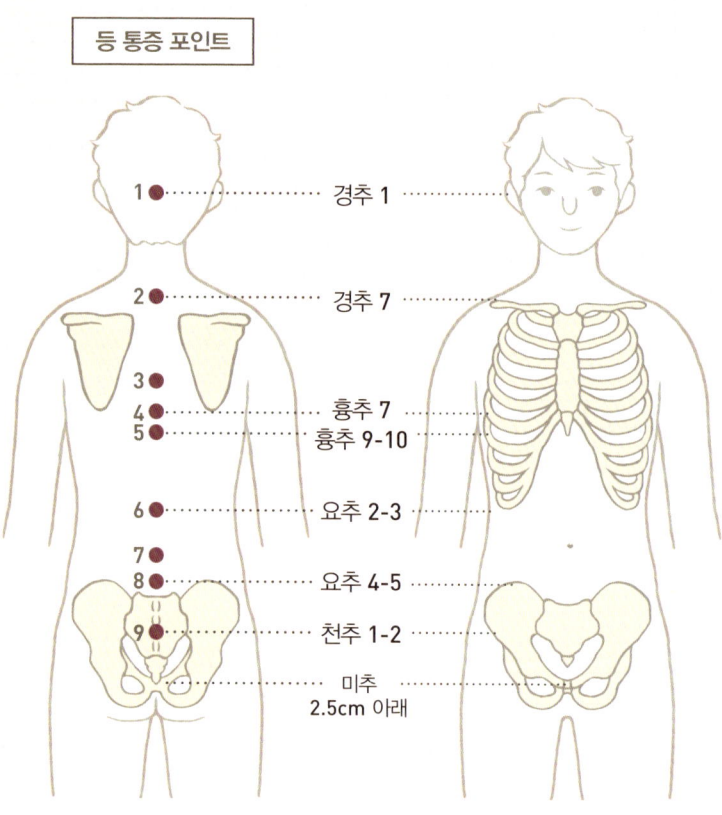

등 치료 포인트

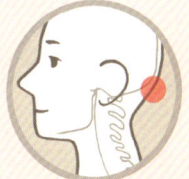
1 치료 포인트

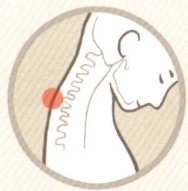
2 치료 포인트

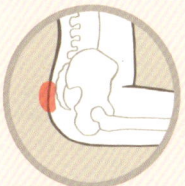
3 치료 포인트

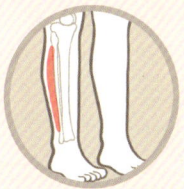
4 치료 포인트

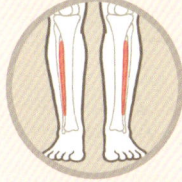
5 치료 포인트

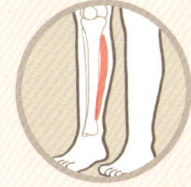
6 치료 포인트

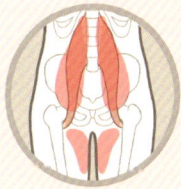
7 치료 포인트

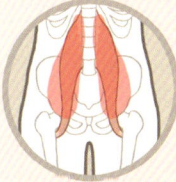
8 치료 포인트

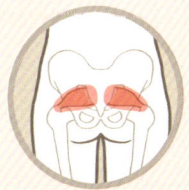
9 치료 포인트

포인트별 등 통증을 치료해줄 포인트를 찾아 신경을 마사지하고 풀어주는 것이 기본이다. 1포인트와 2포인트만 통증 포인트와 치료 포인트가 같고, 3포인트부터 9포인트까지는 통증 포인트와 치료 포인트가 다르다.

등풀이 1 포인트
경추 1번

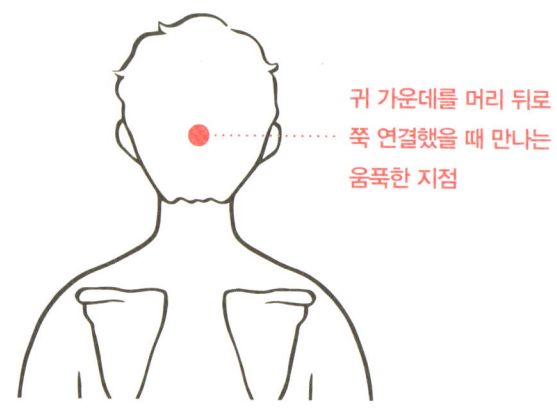

귀 가운데를 머리 뒤로 쭉 연결했을 때 만나는 움푹한 지점

증상
① 1포인트가 아프거나 눌릴 때
② 입에 침이 마르는 구강 건조증

치료 포인트

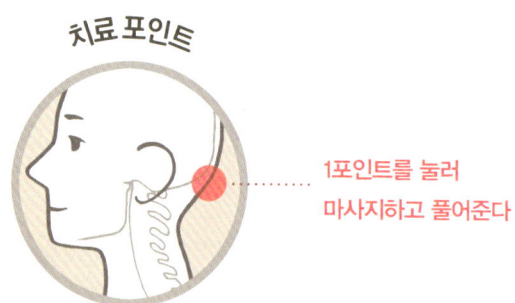

1포인트를 눌러 마사지하고 풀어준다

효과 침이 나오게 하는 신경이 자극되어 침이 잘 분비되어 구강 건조증을 개선할 수 있다.

등풀이 2 포인트
경추 7번

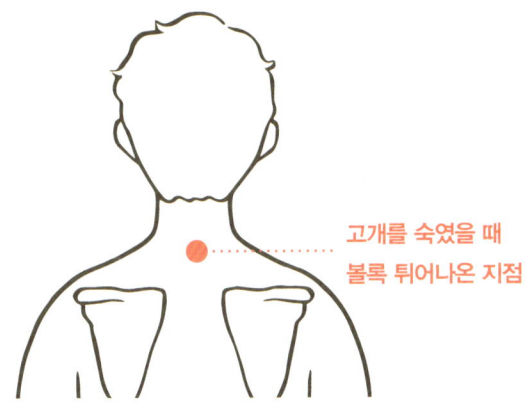

고개를 숙였을 때
볼록 튀어나온 지점

증상
① 2포인트가 아프거나 눌릴 때
② 부신 피로로 인한 만성피로 증상
③ 다리가 짧아지고 당기는 듯한
햄스트링(허벅지 뒤 근육) 이상

치료 포인트

2포인트를 눌러
마사지하고 풀어준다

효과 늘 피로감에 시달리는 증상이 개선되고 다리가 당기는 증상이 사라지고 다리가 편안하게 풀린다.

등풀이 ③ 포인트
흉추 5번

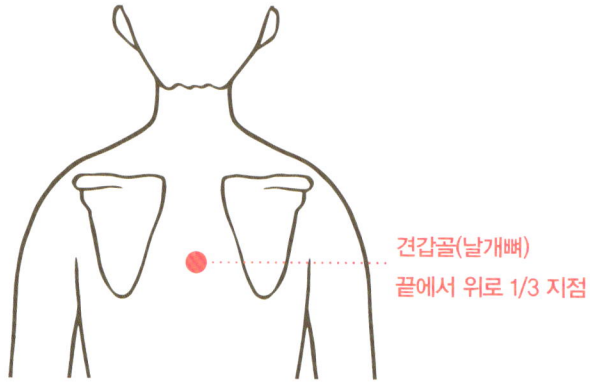

견갑골(날개뼈) 끝에서 위로 1/3 지점

증상
① 3포인트가 아프거나 눌릴 때
② 스트레스로 늘 긴장되어 있는 상태
③ 편두통
④ 눈이 침침하고 떨리며 아픈 시력장애
⑤ 알레르기

치료 포인트

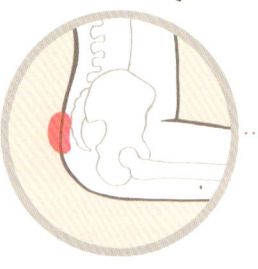

몸의 주춧돌 같은 2개의 포인트가 2포인트(흉추 5번)와 9포인트(천추 5번)로, 이를 연동해서 치료한다.

9포인트(천추 5번)를 풀어준다. 9포인트는 앉았을 때 엉덩이의 아랫부분이다

효과 긴장이 줄어들어 여유가 생기며 침침하고 불편한 눈이 한결 편해진다.

등풀이 4 포인트
흉추 7번

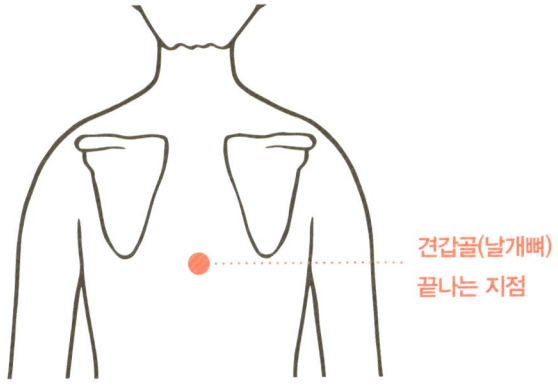

견갑골(날개뼈) 끝나는 지점

증상
① 4포인트가 아프거나 눌릴 때
② 잠을 제대로 잘 수 없는 수면장애
③ 다리가 불안하고 떨리는 하지불안증후군

치료 포인트

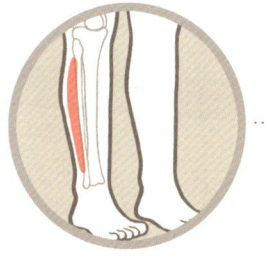

무릎과 발목 사이의 바깥쪽 연결선 (청바지를 입었을 때 바지 바깥쪽 봉제라인)을 따라 눌러준다

효과 다리가 떨리는 증상이 줄어들고 잠을 자는 게 한결 수월해진다.

등풀이 5 포인트
흉추 9번

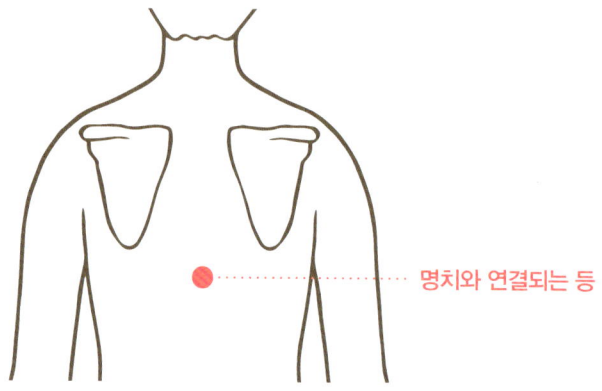

명치와 연결되는 등

증상
① 5포인트가 아프거나 눌릴 때
② 팔다리가 저리는 근육 위축
③ 만성피로나 약과 술 해독이 잘 안 되는 간 기능 저하

치료 포인트

무릎과 발목 사이의 바깥쪽 연결선을 풀어준다

효과 피로가 줄어들고 팔다리가 저리는 근육 위축이 사라진다.

등풀이 6 포인트
요추 4~5번

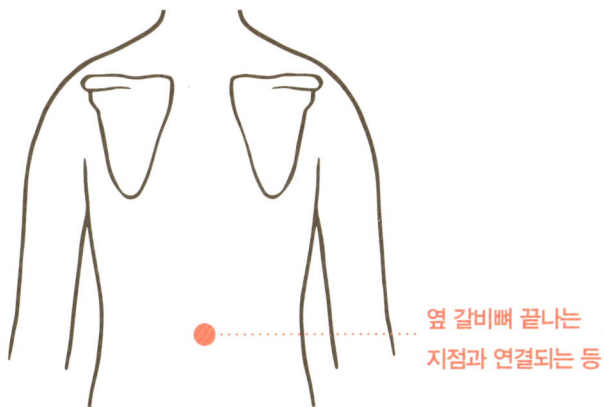

옆 갈비뼈 끝나는 지점과 연결되는 등

증상 ① 6포인트가 아프거나 눌릴 때
② 혈당 조절이 안 되거나 췌장 기능장애로 소화가 잘 되지 않아 식욕이 떨어질 때

치료 포인트

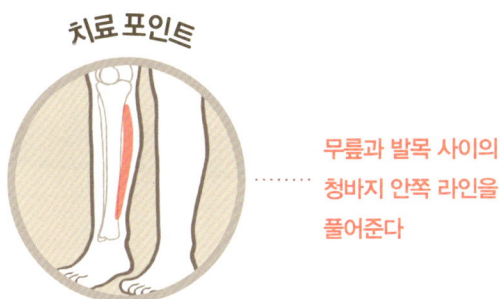

무릎과 발목 사이의 청바지 안쪽 라인을 풀어준다

효과 혈당조절이 안 돼 나타나는 급격한 허기짐과 피로감을 해소할 수 있다.

등풀이 7 포인트
요추 3번

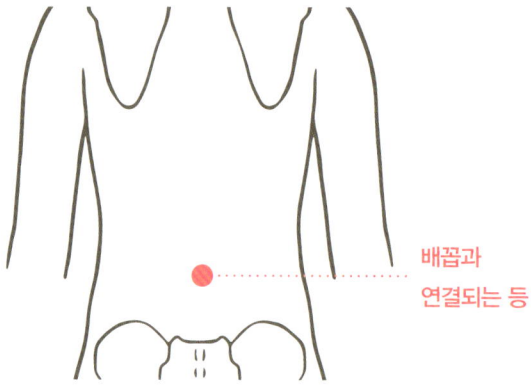

배꼽과 연결되는 등

증상 ① 7포인트가 아프거나 눌릴 때
② 팔다리에 힘이 없고 문제가 있을 때

치료 포인트

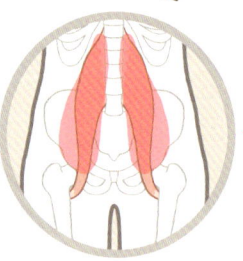

골반뼈와 배꼽 사이에 누르면 아픈 부분인 장요근을 지그시 눌러준다

허리가 아플 때 장요근을 눌러줘야 한다. 오래 앉아 있으면 장요근이 짧아져 허리 통증이 생긴다. 요추 1번에 장요근이 붙어 있기 때문이다.

효과 허리 통증을 해소할 수 있고, 팔다리에 힘이 생긴다.

등풀이 8 포인트
요추 4~5번

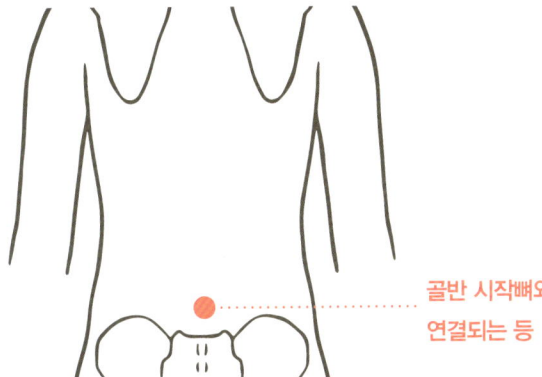

골반 시작뼈와 연결되는 등

증상
① 8포인트가 아프거나 눌릴 때
② 생리통이 있거나 생리혈이 많은 등 생식기 질환이 있을 때
③ 과민성대장증후군
④ 요실금

치료 포인트

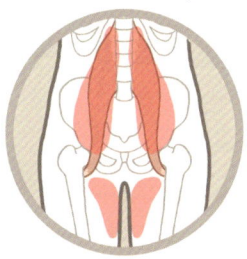

장요근 아랫부분과 허벅지 안쪽을 눌러준다

효과 과민성으로 속이 불편한 증상이 사라지고 생리통이 줄어든다.

등풀이  포인트
천추

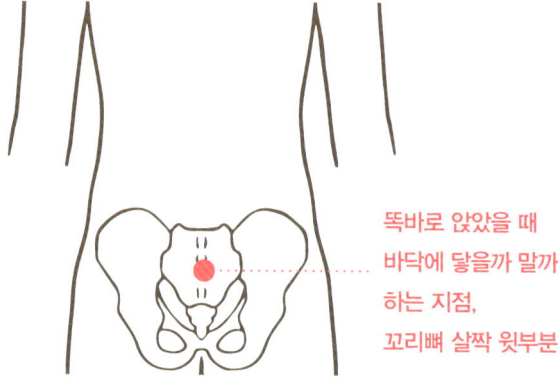

똑바로 앉았을 때 바닥에 닿을까 말까 하는 지점, 꼬리뼈 살짝 윗부분

증상
① 9포인트가 아프거나 눌릴 때
② 무릎 통증
③ 허리 통증
④ 복부와 다리가 차가울 때

치료 포인트

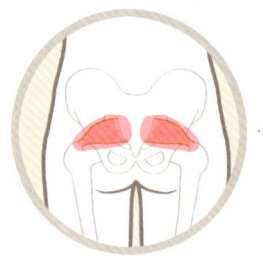

엉덩이 바깥쪽 윗부분인 중둔근과 이상근을 눌러주거나 풀어준다

효과 여기를 눌러주면 무릎이 아픈 통증이 사라지고, 복부와 다리에 온기가 돈다.

등 푸는 선생의 친절한 가이드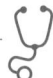

· 다양한 등풀이 활용법 ·

1. 일어나면서 기지개를 펴 등짝한다.

2. 씻으면서 등샤워한다.

3. 출근 운전을 하면서 미니 땅콩 짐볼로 등운전을 한다.

4. 앉아 있을 때 틈틈이 등을 펴고 무릎을 붙이는 꿀무릎 등짝한다.

5. 나도 모르게 등이 굽을 때마다 의식적으로 등짝한다.

6. 점심 식사 후 뒷짐 지고 등짝하며 산책한다.

7. 친구들과 수다를 떨며 등웃한다.

8. 스트레스를 받을 때는 등을 펴고 웁스~ 호흡을 한다.

9. 중요한 일을 앞둔 친구에게 응원의 등터치를 한다.

10. 잠자리에 들기 전 폼 롤러를 등에 대고 누워 스트레칭한다.

마치며

등을 쫙! 펴고

자세가 전부다

100세 시대를 사는 우리에게는 질병과 건강에 대한 새로운 접근방식이 필요하다. 자세를 바꿔야 한다. 등면역은 삶의 자세다. 마음가짐이 인생에 큰 영향을 주듯 자세도 인생의 행로에 영향을 준다. 자세 안에 모든 것이 깃들어 있다. 자세는 곧 마음의 반영이기 때문이다. 자세를 보면 그 사람의 과거를 짐작하고 미래를 예측할 수 있다. 공부하는 것도, 장사하는 것도, 사업하는 것도 모두 그 사람의 자세로 성패를 가늠할 수 있다.

자세는 습관에서 나오고 습관이 면역력을 기른다. 등을 푸는 좋은 습관이 백세 건강을 약속한다. 높이 뛰거나 멀리 가려 해도 자세가 중요하다. 사실 나는 '뇌' 이야기에 관심이 많다. 이 책에서 등을 긴뇌라고 정의하며 뇌를 등과 연결해서 표현하려고 한 이유다. 뇌는 정말 중요하다. 하지만 면역 입장에서 보면 뇌 건강을 업데이트하는 것은 좀 막연하다. 그 업데이트는 등을 통해야 할 수 있다. 그래서 등을 통해 뇌 이야기를 했다. 대뇌를 활성화하려면 등을 푸는 일상의 자세부터 바로잡아야 하기 때문이다.

우리가 100년을 산다면 앞의 50년은 어머니에게 받은 세포의 생명력 그 자체를 갖고 산다. 하지만 뒤의 50년은 모자란 것은 더 받고 보충하며 살아가야 건강하게 살 수 있다. 특히 지금까지 소홀했던 등이 그 가치를 제대로 대접받아야 건강하게 살 수 있다. 등을 펴는 것은 면역을 위한 빠르고 안전한 길이다. 등이 100세까지 안전하게 나를 지켜줄 것이나.

일단 등을 펴라

우리 안에는 우주가 있고, 우리는 모두 작은 별이다. 등을 펴면 눈빛도 달라지고 피부 빛도 달라진다. 별을 빛나게 하는 것은 등이다. 등에는 일상을 살아가는 마음이 있기 때문이다. 스트레스 받는 일이 있다면 일단 등을 펴라. 용서가 안 되는 일이 있다면 일단 등을 펴라. 우울과 슬픔의 감정이 밀려오면 일단 등을 펴라. 그러면 다시 균형을 잡을 수 있을 것이다. 등을 쫙 펴는 것만으로도 스트레스를 털어낼 수 있다. 등을 쫙 펴는 자세 하나로 마음도 부드러워질 것이다. 마법이 아니라 등면역의 이치다. 자세를 바르게 가지면 마음이 바뀌고, 마음이 바뀌면 운명이 바뀐다. 마술이 아니라 삶의 법칙이다.

온 국민이 등을 펴는 날까지

내 진료실에는 여러 도구를 이용해 내손으로 만든 인체 모형이 즐비하다. 전문의가 되어 환자들을 만날수록 몸의 상태와 병을 쉽게 설명해주는 것이 중요하다는 생각으로 만들게 되었다. 의학적이고 전문적인 설명은 환자들이 자기 몸의 주인이 되는 길에서 멀어지게 만든다. 이해하기 쉬운 모형을 만들 듯 복잡한 원리를 단순화시켜 쉽고 명쾌하게 몸과 면역에 대해 이야기해주고 싶은 마음을 이 책에 담았다.

'등에 면역이 있다'는 등의 놀라운 비밀을 최대한 쉽고 재미있게 알려주려 요리조리 궁리했다. 해독주스와 유산균이 쉽고 간단하게 내 속면역을 지키는 방법이었기에 많은 국민의 사랑을 받았다. 그처럼 등을 푸는 등풀이 또한 국민운동이 되길 바란다. 이제 속풀이와 함께 등풀이를 하자.